Bibliothek des Radio-Amateurs 28. Band
Herausgegeben von **Dr. Eugen Nesper**

Die Methode der graphischen Darstellung

und ihre Anwendung in Theorie und Praxis der Radiotechnik

Von

O. Herold
Dipl.-Ingenieur

Mit 74 Textabbildungen

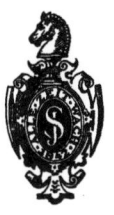

Berlin
Verlag von Julius Springer
1925

ISBN 978-3-642-89100-7 ISBN 978-3-642-90956-6 (eBook)
DOI 10.1007/978-3-642-90956-6

Alle Rechte, insbesondere das der Übersetzung
in fremde Sprachen, vorbehalten.

Zur Einführung
der Bibliothek des Radioamateurs.

Schon vor der Radioamateurbewegung hat es technische und sportliche Bestrebungen gegeben, die schnell in breite Volksschichten eindrangen; sie alle übertrifft heute bereits an Umfang und an Intensität die Beschäftigung mit der Radiotelephonie.

Die Gründe hierfür sind mannigfaltig. Andere technische Betätigungen erfordern nicht unerhebliche Voraussetzungen. Wer z. B. eine kleine Dampfmaschine selbst bauen will — was vor zwanzig Jahren eine Lieblingsbeschäftigung technisch begabter Schüler war — benötigt einerseits viele Werkzeuge und Einrichtungen, muß andererseits aber auch ein guter Mechaniker sein, um eine brauchbare Maschine zu erhalten. Auch der Bau von Funkeninduktoren oder Elektrisiermaschinen, gleichfalls eine Lieblingsbetätigung in früheren Jahrzehnten, erfordert manche Fabrikationseinrichtung und entsprechende Geschicklichkeit.

Die meisten dieser Schwierigkeiten entfallen bei der Beschäftigung mit einfachen Versuchen der Radiotelephonie. Schon mit manchem in jedem Haushalt vorhandenen Altgegenstand lassen sich ohne besondere Geschicklichkeit Empfangsresultate erzielen. Der Bau eines Kristalldetektorempfängers ist weder schwierig noch teuer, und bereits mit ihm erreicht man ein Ergebnis, das auf jeden Laien, der seine ersten radiotelephonischen Versuche unternimmt, gleichmäßig überwältigend wirkt: Fast frei von irdischen Entfernungen, ist er in der Lage, aus dem Raum heraus Energie in Form von Signalen, von Musik, Gesang usw. aufzunehmen.

Kaum einer, der so mit einfachen Hilfsmitteln angefangen hat, wird von der Beschäftigung mit der Radiotelephonie loskommen. Er wird versuchen, seine Kenntnisse und seine Apparatur zu verbessern, er wird immer bessere und hochwertigere Schaltungen ausprobieren, um immer vollkommener die aus dem Raum kommenden Wellen aufzunehmen und damit den Raum zu beherrschen.

Diese neuen Freunde der Technik, die „Radioamateure", haben in den meisten großzügig organisierten Ländern die Unterstützung weitvorausschauender Politiker und Staatsmänner gefunden unter dem Eindruck des universellen Gedankens, den das Wort „Radio" in allen Ländern auslöst. In anderen Ländern hat man den Radioamateur geduldet, in ganz wenigen ist er zunächst als staatsgefährlich bekämpft worden. Aber auch in diesen Ländern ist bereits abzusehen, daß er in seinen Arbeiten künftighin nicht beschränkt werden darf.

Wenn man auf der einen Seite dem Radioamateur das Recht seiner Existenz erteilt, so muß naturgemäß andererseits von ihm verlangt werden, daß er die staatliche Ordnung nicht gefährdet.

Der Radioamateur muß technisch und physikalisch die Materie beherrschen, muß also weitgehendst in das Verständnis von Theorie und Praxis eindringen.

Hier setzt nun neben der schon bestehenden und täglich neu aufschießenden, in ihrem Wert recht verschiedenen Buch- und Broschürenliteratur die „Bibliothek des Radioamateurs" ein. In knappen, zwanglosen und billigen Bändchen wird sie allmählich alle Spezialgebiete, die den Radioamateur angehen, von hervorragenden Fachleuten behandeln lassen. Die Koppelung der Bändchen untereinander ist extrem lose: jedes kann ohne die anderen bezogen werden, und jedes ist ohne die anderen verständlich.

Die Vorteile dieses Verfahrens liegen nach diesen Ausführungen klar zutage: Billigkeit und die Möglichkeit, die Bibliothek jederzeit auf dem Stande der Erkenntnis und Technik zu erhalten. In universeller gehaltenen Bändchen werden eingehend die theoretischen Fragen geklärt.

Kaum je zuvor haben Interessenten einen solchen Anteil an literarischen Dingen genommen, wie bei der Radioamateurbewegung. Alles, was über das Radioamateurwesen veröffentlicht wird, erfährt eine scharfe Kritik. Diese kann uns nur erwünscht sein, da wir lediglich das Bestreben haben, die Kenntnis der Radiodinge breiten Volksschichten zu vermitteln. Wir bitten daher um strenge Durchsicht und Mitteilung aller Fehler und Wünsche.

Dr. Eugen Nesper.

Vorwort.

Das Anwendungsgebiet der graphischen Darstellung, die nicht allein in den exakten und technischen Wissenschaften, sondern auch im alltäglichen Leben zu einem wesentlichen Faktor in der Reihe der Ausdrucksmittel geworden ist, wird in dem vorliegenden Bändchen in engere Grenzen eingeschlossen: Das Wesen der Methode dieser Darstellungsweise, ihre Vorzüge und ihre Bedeutung für die Radiotechnik werden in einer dem Radioamateur vertrauten Form behandelt, und die ihr hierbei zukommenden Aufgaben an Hand von Beispielen erläutert. Dabei war es notwendig, die Grenzen zu überschreiten; nach der ursprünglichen Seite hin, um den Grundgedanken dieser Methode herauszuschälen, und nach der anderen, allgemeinen Seite, um den Weg anzudeuten, der in das mathematische Gebiet führt. Dazwischen wird als Hauptgegenstand die Anwendung der Methode der graphischen Darstellung in Theorie und Praxis der Radiotechnik behandelt.

Ich halte es für notwendig zu erwähnen, daß durch den gegebenen Umfang dieses Buches eine nur beschränkte Anzahl von Beispielen aus der Radiotechnik, die unter sich in einem losen Zusammenhang stehen, gegeben werden konnte.

Die Aufgabe, die ich mir in diesem Bändchen gestellt habe, ist die, dem Radioamateur, der sich in ernstlicher Arbeit mit theoretischen und praktischen Aufgaben beschäftigt, mit der Methode der graphischen Darstellung bekannt zu machen und ihm zu zeigen, wie und mit welchem Vorteil er sie bei seiner Arbeit anwenden kann.

Ich möchte an dieser Stelle Herrn Dr. Nesper für seine Hinweise und Ratschläge, sowie der Verlagsbuchhandlung Julius Springer, die mir in jeder Weise entgegengekommen ist, meinen verbindlichsten Dank aussprechen. Ferner danke ich Herrn Dipl.-Ing. Ulrich v. Moellendorff für seine wertvolle Unterstützung bei der Durchsicht des Manuskriptes und beim Lesen der Korrektur.

Delitzsch, im September 1925.

Dipl.-Ing. O. Herold.

Inhaltsverzeichnis.

Seite
Einleitung 1

I. Allgemeine Behandlung der Methode der graphischen Darstellung.
a) Darstellung von Flächen, Strecken und Zahlen. Vergleichende Gegenüberstellung 3
b) Die technischen Hilfsmittel der graphischen Darstellung 6
c) Beispiel einer zeitlichen Änderung im graphischen Bilde 8
d) Graphische Darstellung und Mathematik. Funktionen. Begriff der Stetigkeit. Interpolation und Extrapolation. Logarithmische Darstellung und ihre Anwendung 11
e) Rechtwinklige und Polarkoordinaten 18
f) Nomographische Tafeln 20
g) Die Zeit als unabhängige Veränderliche. Schwingungen 21

II. Die Anwendung der Methode der graphischen Darstellung in der Theorie der Radiotechnik.
a) Allgemeines über graphische Darstellung und Elektrizität. Der Wechselstrom im graphischen Bilde. Das Vektordiagramm . . . 26
b) Die elektrische Schwingung in graphischer Darstellung. Resonanzerscheinungen 33
c) Die Vorgänge in der Elektronenröhre in graphischer Darstellung . 38
d) Der Kristalldetektor 50
e) Die Antenne 52

III. Die Anwendung der Methode der graphischen Darstellung in der Praxis der Radiotechnik.
a) Die graphische Darstellung als Mittel zur Schaffung von Zwischenwerten. Beispiele für die Anwendung verschiedener Maßstäbe für eine graphische Darstellung. Vergleichende Gegenüberstellung durch Kurven 57
b) Eichkurven 62
c) Entladekurven von Batterien. Verschiedenes 67

Anhang.
Erläuterungen technischer, physikalischer und mathematischer Begriffe 72
Kurvengestalt und Funktionsbegriff. Ermittlung von empirischen Gesetzen 75

Einleitung.

Der Radioamateur, der sich bemüht, vollständige Erkenntnis des Wesens der Radiotechnik zu erlangen, der also diesen so populär gewordenen Zweig der Technik wissenschaftlich zu ergründen sucht, wird auch immer bestrebt sein, sich mit den vermittelnden Werkzeugen wissenschaftlicher Darstellung vertraut zu machen. Da sind zunächst das geschriebene Wort und die geschriebene Zahl, die beim Lesen zum Vorstellungsobjekt werden und so zu einer Erkenntnis führen. Doch dieser Vorgang des abstrakten Denkens führt nie zur höchsten Art der Erkenntnis. Die primitivere, aber fruchtbarere Art der Erkenntnisgewinnung, die dem abstrakten Denken gegenübersteht, ist die Anschauung (Intuition), d. h. die Erfassung der Wirklichkeit mit dem körperlichen und dem geistigen Auge. Sie hat zur Entwicklung der mathematischen Formel- und Zeichensprache geführt, zu den wirklichen und schematischen Bildern und zu vielerlei anderen immer zu demselben Ziele führenden Ausdrucksformen.

Die Mathematik ist jedoch durch den ihr noch anhaftenden abstrakten Unterton eine nicht jedem verständliche Sprache geblieben — eben weil sie noch nicht anschaulich genug ist. Es findet sich in der graphischen Darstellung ein Hilfsmittel, das räumliche und nichträumliche Begriffe ins Bildhafte überträgt. Es macht sich damit die Fähigkeit des menschlichen Auges, Gesehenes schnell und eindeutig zu erfassen und zum Vorstellungsobjekt werden zu lassen, zunutze. Die graphische Darstellung ist eine Sprache, die in ihrer Kürze, in ihrer Eindeutigkeit und Erfaßbarkeit in der Wissenschaft und auch im praktischen Leben geradezu zu einer Notwendigkeit geworden ist.

Die graphische Darstellung hat die Aufgabe, wissenschaftliche und sonstige Erfahrungen und damit Erkenntnisse „vor Augen zu führen" und zwar in einer Weise, daß man daraus neue Erkenntnisse gewinnen und auf dem Erkannten weiterbauen kann. Es soll also alles — Räumliches und auch Nichträumliches — ins Bildhafte übertragen werden.

Die Darstellung räumlicher Dinge, Dinge, die greifbar und sichtbar sind, ist ohne weiteres klar und natürlich. Handelt es sich aber um Nichträumliches, um Zeit, Temperatur, elektrische Stromstärke usw., so erscheint uns diese Methode absurd und ihre Anwendung in solchen abstrakten Dingen muß auf Verständnislosigkeit stoßen. Und doch ist auch das durch einen Kunstgriff möglich, es ist sogar möglich, Räumliches und Nichträumliches untereinander in Beziehung zu bringen (wie späterhin gezeigt werden soll).

Ihr Hauptanwendungsgebiet findet die Methode der graphischen Darstellung in den theoretischen und praktischen technischen Wissenschaften. Gerade hier ist es notwendig, sich bei der Mitteilung und Verbreitung von Erfahrungen und Erkenntnissen die am meisten entwickelte menschliche Fähigkeit, das Anschauungsvermögen, zunutze zu machen und sich der graphischen Darstellung zu bedienen. Vor allen Dingen auf technischen Gebieten können vermittels der Methode der graphischen Darstellung aus bestehenden neue Erkenntnisse gewonnen, verwertet und verarbeitet werden.

Da, wie schon erwähnt, die Methode der graphischen Darstellung in den theoretischen und praktischen technischen Wissenschaften eine große Rolle spielt, mußte sie ihrer Unentbehrlichkeit wegen auch mit in die Technik des Radioamateurs übernommen werden. Auch hier spricht sie trotz ihrer Anspruchslosigkeit und Bescheidenheit eine beredtere Sprache als manche Textseite. Überall in der Radioliteratur wird sie angewendet. Und wer ihre Sprache zu lesen versteht, dem wird sie Erkenntnisse in den verschiedensten Formen und Zusammenhängen vermitteln, neue Erkenntnisse werden sich ergeben, er wird verstehen und im Verstehen mehr wissen wollen.

In dem ersten Teil des vorliegenden Bändchens wird zur Einführung die Methode der graphischen Darstellung ganz allgemein behandelt. An Hand von Beispielen wird vom Einfachsten ausgehend das Anwendungsgebiet für diese Methode durchschritten. Daneben werden die technischen Hilfsmittel sowie alle wesentlichen mit der graphischen Darstellung zusammenhängenden Dinge behandelt und der Zusammenhang mit der Mathematik gestreift. In dem Hauptteil wird die Methode der graphischen Darstellung auf die Radiotechnik angewendet und die wichtigsten und gebräuchlichsten Kurven und Diagramme gezeigt und erläutert.

I. Allgemeine Behandlung der Methode der graphischen Darstellung.

a) Darstellung von Strecken, Flächen und Zahlen.
Vergleichende Gegenüberstellung.

Es war in der Einleitung gesagt worden, daß die graphische Darstellung auch Nichträumliches (Temperatur, Zeit usw.) dem Auge wahrnehmbar machen könne. Ehe wir diese hauptsächlich in Frage kommenden Fälle näher betrachten, wollen wir uns an einem einfachen, räumliche Dinge behandelnden Beispiel das Wesen der graphischen Darstellung klarzumachen versuchen.

Nehmen wir an, ein Berliner Rundfunkteilnehmer empfange alle europäischen Sendestationen. Er will nun wissen, wie weit die einzelnen Sendestationen von seinem Wohnort entfernt liegen, um daraus Schlüsse auf die Empfangsgüte ziehen zu können. Zu diesem Zweck wird er aus der Landkarte die Entfernungen mit Hilfe eines Maßstabes ablesen und sich aufschreiben. Er hätte dann folgende Zahlentabelle, bei der die Entfernungswerte nur als ungefähre zu betrachten sind:

Hieraus könnte man natürlich ohne weiteres die Entfernungen direkt ablesen; es ist aber klar, daß so die Vergleichsmöglichkeit nicht besonders günstig ist und daß es sich empfehlen würde, die Strecken als Striche maßstäblich nebeneinander zu zeichnen (s. Abb. 1), und zwar so, daß etwa 100 km in der Natur 10 mm auf dem Papier entsprechen.

Tabelle 1.

Sendeort	Entfernung in km
Berlin	1
Leipzig	150
Hamburg	250
Breslau	300
Münster	400
Frankfurt	420
München	500
Stuttgart	510
Königsberg	530

Die Linien gehen von einer Geraden aus, damit andeutend, daß sie alle denselben Ausgangspunkt (Berlin) und denselben Anfangswert (Null) haben. Die verschiedenen Längen der Linien deuten

4 Allgemeine Behandlung der Methode der graphischen Darstellung.

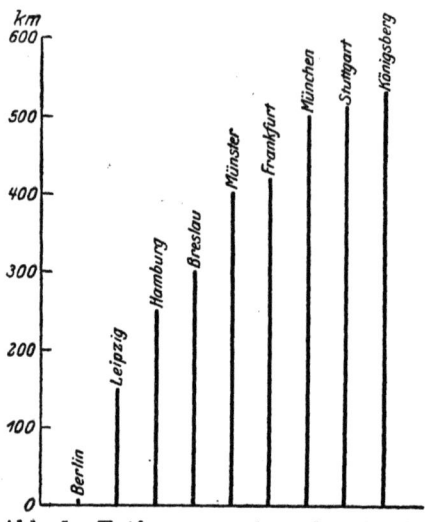

Abb. 1. Entfernungen deutscher Sendeorte von einer bestimmten Empfangsstelle aus.

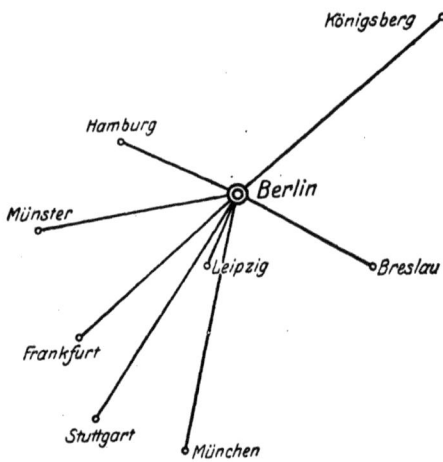

Abb. 2. Entfernungen deutscher Sendeorte von einer bestimmten Empfangsstelle aus (der natürlichen Lage entsprechend dargestellt).

die verschiedenen Entfernungen an. Wenn auch die wirkliche Lage der Entfernungslinien eine andere ist — sie gehen strahlenförmig von einem Punkte (Berlin) aus (s. Abb. 2)—, so sind doch die Entfernungslinien, um sie vergleichen zu können, in Abb. 1 ohne Rücksicht darauf parallel gezogen. Wir wollen nämlich aus unserer graphischen Darstellung — wie sie die Abb. 1 schon zeigt — nur die Entfernungen ersehen und miteinander vergleichen; die Lage der Orte ist für unsere Zwecke ohne Belang.

Aus diesem einfachen Beispiel erkennen wir schon den Vorteil der graphischen Darstellung im Vergleich zu einer bloßen Zahlengegenüberstellung.

Es handelte sich hier um die Darstellung von Strecken durch Linien, um Größen also, bei denen die graphische Darstellung ohne weiteres verständlich sein muß. Man könnte nun auch Flächen und Körper durch Linien darstellen und so miteinander vergleichen. Es wäre natürlich möglich, Flächen (Länderflächen z. B.) zeichnerisch auch durch Flächen, Rechtecke oder Kreise, darzustellen; da aber die Schätzung und Vergleichung von Flächen weitaus schwieriger ist als von Linien, empfiehlt sich diese Methode nicht.

Ein Beispiel für die graphische Darstellung von Flächen durch Linien bietet Abb. 3. Hier sind die Flächen der fünf Erdteile durch Linien gekennzeichnet, wobei in diesem Falle 10^6 km^2 Fläche durch 0,1

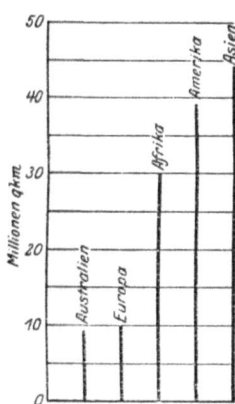
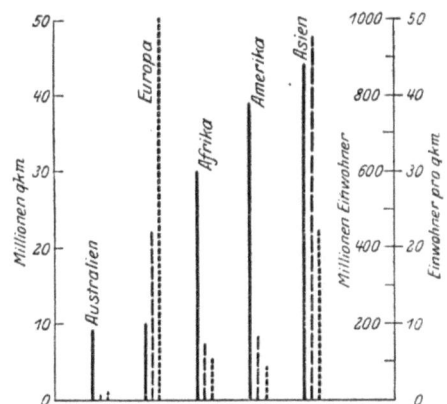

Abb. 3. Vergleichende Darstellung der Flächengrößen der fünf Erdteile.

Abb. 4. Flächengrößen, Bevölkerungszahl und Bevölkerungsdichte der fünf Erdteile in vergleichender Gegenüberstellung.

cm Linie ausgedrückt werden. Die geraden ausgezogenen Linien sind vergleichshalber parallel gezogen und haben wieder, wie bei dem ersten Beispiel, denselben Ausgangspunkt.

Wir wollen nun einen Schritt weitergehen und außer den räumlichen Dingen (Strecken, Flächen) auch Anzahlen von Dingen graphisch darstellen. Zu diesem Zwecke wollen wir in einem neuen Beispiel, das an das vorige anknüpft, die Einwohnerzahlen der fünf Erdteile durch gerade, parallele Linien ausdrücken und in derselben Weise gegenüberstellen. Beziehen wir nun noch die Einwohnerzahl auf die Fläche, so erhalten wir die Bevölkerungsdichte. Wir können auch das durch Linien darstellen und erhalten in Verbindung mit Abb. 3 die Abb. 4.

b) Die technischen Hilfsmittel der graphischen Darstellung.

Wir haben in dem letzten Beispiel (Abb. 4) drei verschiedene Größen (Fläche, Einwohnerzahl und Bevölkerungsdichte), die den fünf Erdteilen entsprechend fünfmal wiederkehren. Um hier und in den späteren vorkommenden Fällen, wo sich Linien mitunter auch schneiden, einen besseren Überblick zu gewinnen, ist es notwendig, durch Strichelung, Punktierung usw. Unterschiede zu schaffen. In Abb. 4 sind z. B. die Flächen durch ausgezogene gerade Linien dargestellt, die Einwohnerzahl durch gestrichelte und die Bevölkerungsdichte durch punktierte Linien. Für private Zwecke, also in Fällen, wo sich der Radioamateur seine Kurven selbst zeichnet, empfiehlt sich die Anwendung von Farben zur Unterscheidung der einzelnen Kurven voneinander.

In den vorhergehenden Beispielen wurden die unabhängig veränderlichen Größen auf einer horizontalen geraden Linie (Abszissenachse) in gleichen Abständen aufgetragen. In Abb. 1 waren diese unabhängigen Größen die Sendeorte, in Abb. 3 u. 4 die Erdteile. Wir haben sie der besseren Übersicht wegen, wie schon erwähnt, in gleichen Abständen auf der Abszissenachse aufgetragen. Auf vertikalen, also senkrecht zur Abszissenachse stehenden Geraden sind die abhängig veränderlichen Größen aufgezeichnet; abhängig, weil ihre Größe stets einer bestimmten unabhängig veränderlichen Größe entspricht. In Abb. 1 sind die abhängig veränderlichen Größen die Entfernungen, in Abb. 3 die Flächengrößen, und in Abb. 4 die durch die verschiedene Strichelung gekennzeichneten Flächen, Einwohnerzahlen und Bevölkerungsdichten.

Eine bessere Ablesung und Vergleichung der einzelnen Größen wird ermöglicht, wenn man wie in Abb. 3 horizontale Linien zieht, die bestimmte Größenabschnitte markieren. Es entsteht, wenn man dasselbe auch in vertikaler Richtung tut, ein Netz, das sogenannte Koordinatennetz.

Um sich nun das Zeichnen graphischer Linien zu erleichtern, bedient man sich des Koordinatenpapiers, das in den verschiedensten Ausführungen im Handel zu haben ist. Am gebräuchlichsten ist das Millimeterpapier (s. Abb. 5), bei dem der Abstand der vertikalen und horizontalen Linien 1 mm beträgt und jede 5. und 10. Linie durch stärkeren Druck noch besonders hervorgehoben

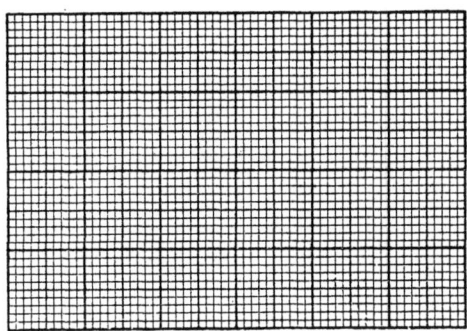

Abb. 5. Millimeterpapier.

ist. Für rohe Zwecke genügt Zentimeterpapier, bei dem der Abstand der vertikalen und horizontalen Linien voneinander 1 cm beträgt.

Es soll an dieser Stelle noch auf eine Vereinfachung in der Schreibweise von hohen, vielstelligen Zahlen hingewiesen werden, wie sie mit Vorteil im technischen Rechnen, in der technischen Literatur und auch bei graphischen Darstellungen angewendet wird.

Wir wissen, daß wir für die Zahl 1000 auch $10 \cdot 10 \cdot 10$ oder 10^3 schreiben können. Die Zahl 3 (der Exponent) deutet an, daß die Zahl 10 (die Grundzahl) dreimal mit sich selbst multipliziert wird. Ähnlich können wir ausdrücken:

100 mit $10 \cdot 10 = 10^2$,
10000 mit $10 \cdot 10 \cdot 10 \cdot 10 = 10^4$,
....
1000000 mit $10 \cdot 10 \cdot 10 \cdot 10 \cdot 10 \cdot 10 \cdot = 10^6$
usw.

Der Exponent (hier 2, 4, ... 6) gibt die Anzahl der Nullen an, welche die darzustellende Zahl besitzt.

Wir haben also auf diesem Wege eine kurze und übersichtliche Schreibweise für große Zahlen gewonnen.

Weitere Beispiele sind:
$3\,640\,000 = 3{,}64 \cdot 1\,000\,000 = 3{,}64 \cdot 10^6$,
$9\,243\,000\,000\,000 = 9{,}243 \cdot 10^{12}$,
1 Henry $= 1\,000\,000\,000$ cm $= 10^9$ cm.

In der graphischen Darstellung Abb. 57, S. 62, sind auf der Ordinate Selbstinduktionswerte L aufgetragen. Bei der hohen

8 Allgemeine Behandlung der Methode der graphischen Darstellung.

Stellenzahl der auftretenden Wertegrößen ist die eben erwähnte Vereinfachung in der Schreibweise angewendet worden. Für die Größen

$L = 50\,000$, $100\,000$ .... $350\,000$ cm

stehen dort die Zahlen

$0{,}5$, $1{,}0$ .... $3{,}5$ × 10^5 cm.

Der Schlußfaktor (× 10^5) gilt natürlich für alle angegebenen Werte.

Eine ähnliche Verkürzung der Schreibweise haben wir bei Brüchen.

Ein Bruch $\dfrac{3{,}2}{100}$ kann geschrieben werden $\dfrac{3{,}2}{10^2}$ oder $3{,}2 \cdot 10^{-2}$. Der negative Exponent (-2) besagt, daß der gesamte Zahlenausdruck ($3{,}2 \cdot 10^{-2}$) einen Bruch darstellt, wobei die Grundzahl 10 mit dem Exponenten -2 **unter Wechsel des Exponentenvorzeichens in den Nenner** — unter den Bruchstrich — gesetzt wird.

Man kann weiter schreiben für:

$1/10 \quad\;\; = 1/10^1 = 1 \cdot 10^{-1}$,
$1/100 \quad\; = 1/10^2 = 1 \cdot 10^{-2}$,
$1/1000 \quad = 1/10^3 = 1 \cdot 10^{-3}$,
....
$1/1\,000\,000 = 1/10^6 = 1 \cdot 10^{-6}$

usw.

Der Zähler (hier gleich 1) kann auch jede beliebige andere Zahl sein.

Beispiele:

$$\frac{4{,}3}{1000} = 4{,}3 \cdot 10^{-3}$$

$$\frac{9{,}8}{1\,000\,000} = 9{,}8 \cdot 10^{-6}$$

1 Milliampere $= 1/1000$ Ampere $= 10^{-3}$ Ampere

1 Mikrofarad $= \dfrac{1}{1\,000\,000}$ Farad $= 10^{-6}$ Farad.

c) Beispiel einer zeitlichen Änderung im graphischen Bilde.

In den bisherigen Beispielen haben wir räumliche Dinge (Strecken und Flächen) graphisch dargestellt und waren dann zur Darstellung abstrakter Zahlengrößen (Einwohnerzahlen, Be-

Beispiel einer zeitlichen Änderung im graphischen Bilde.

völkerungsdichte) übergegangen. Wir kommen nun zu einem Beispiel, das die Veränderung einer Zahlengröße im Laufe der Zeit zeigt. Es ist offenbar, daß hier die abhängige Veränderliche die Zahlengröße sein muß, deren Schwankung sich nach der unabhängig veränderlichen Zeitgröße richtet. Die Zeit kann in Abschnitte zerlegt werden, beispielsweise in Minuten, Stunden, Tage, Monate usw., je nach dem Zeitabschnitt, den man zu überblicken genötigt ist.

Die Entwicklung des deutschen Rundfunks (um zu dem Beispiel zu kommen) läßt sich aus der Änderung der Teilnehmerzahl in bestimmten Zeitabschnitten (etwa von Monat zu Monat) ersehen. In Zahlen ausgedrückt, ergibt sich die nebenstehende Tabelle[1]).

Die Zahlen dieser Tabelle sind nur für den anschaulich, der sich näher mit ihnen befaßt, sie einzeln vergleichend durchgeht und sich schließlich so mühsam eine Vorstellung von dem Ganzen bildet. Lassen wir aber diese toten Zahlen lebendig werden, indem wir sie ins Bildhafte übertragen, so überschauen wir mit Leichtigkeit den Gang der Entwicklung des deutschen Rundfunks. Bei der graphischen Darstellung dieser Zahlen gehen wir, wie am Anfang

---

[1]) Dem Heft 33, Jahrgang 24, der Zeitschrift „Der Radio-Amateur", Verlag von Julius Springer, 1924, entnommen.

Tabelle 2.

Zahl der Rundfunkteilnehmer im Sendebereich am

Rundfunksender	Tag der Eröffnung	1923							1924							
		1./11.	1./12.	1./1.	1./2.	1./3.	1./4.	1./5.	1./6.	1./7.	1./8.	1./9.	1./10.	1./11.	1./12.
Berlin	29. Okt. 1923	—	300	900	2000	3000	3700	7000	14000	59000	78000	92000	107000	148000	180000
Leipzig	1. März 1924	—	—	—	—	900	1200	2100	6300	10000	15000	20000	25000	33000	40000
Frankfurt(Main)	30. März 1924	—	—	—	—	—	400	1000	1500	13000	15000	21000	27000	33000	40000
Hamburg	2. Mai 1924	—	—	—	—	—	—	1500	3400	10000	20000	40000	46000	56000	65000
Stuttgart	10. Mai 1924	—	—	—	—	—	—	600	900	2400	3800	5500	9000	12000	15000
Breslau	26. Mai 1924	—	—	—	—	—	—	—	300	5100	11000	17000	24000	30000	35000
Königsberg(Pr.)	14. Juni 1924	—	—	—	—	—	—	—	500	800	1500	2800	5300	8000	11000
Münster(Westf.)	10. Okt. 1924	—	—	—	—	—	—	—	—	—	—	—	3000	6000	9000

dieses Abschnittes schon angedeutet, so vor, daß wir einmal auf der Abszissenachse (der horizontalen Geraden) die Zeit als unabhängige Veränderliche auftragen. In diesem Falle schreibt uns die Tabelle eine monatliche Unterteilung vor. Auf der vertikalen, durch den Anfangspunkt gehenden Geraden tragen wir die Rundfunkteilnehmerzahlen auf von der Abszissenachse als Grundlinie ausgehend bis zu der Zahl, die als höchste in der Tabelle erscheint. Der Maßstab, die Strecke also, die einen Monat bzw. 1000 oder 10000 Rundfunkteilnehmern gleichgesetzt wird, ist beliebig und richtet sich nach der Größe der zur Verfügung stehenden Zeichenfläche.

Wir tragen nun, nachdem alle Vorbereitungen getroffen worden sind, zuerst für einen Sendebezirk, sagen wir Berlin, den jedem Monat entsprechenden Punkt in das Koordinatennetz ein. In den vorhergehenden Beispielen wurden die Strecken vollständig eingezeichnet, hier, wie in allen späteren Darstellungen, sollen nur die Endpunkte der abhängig veränderlichen Größen (Rundfunkteilnehmerzahlen) durch Punkte, Kreuze oder ähnliche punktförmige Zeichen markiert werden. Die so erhaltenen Punkte des Berliner Sendebezirkes werden zur Dokumentierung ihrer Zusammengehörigkeit durch gerade Striche verbunden, so daß sich eine vielfach gebrochene Linie ergibt. Jede einzelne solche Sendebezirkslinie (mit den anderen Bezirken verfahren wir ebenso) wird durch eine besondere Strichart gekennzeichnet und ihre Bedeutung erläutert.

Die so erhaltene graphische Darstellung zeigt Abb. 6.

Diese graphische Darstellung gibt uns eine Fülle von Aufklärungen. Sie erzählt uns, daß dem anfänglich langsamen Anwachsen der Teilnehmerzahlen (flacher Verlauf der Linien) ein rapides Ansteigen gefolgt ist, was sich aus der Steilheit der Linien in den letzten Monaten des Jahres erkennen läßt. Weiterhin sagt uns das Bild, daß Berlin alle anderen Sendebezirke weit übertrifft, was wohl in erster Linie an der größeren Bevölkerungsdichte dieses Bezirkes liegt. Dort, wo sich zwei Linien schneiden, wird ein Sendebezirk von einem anderen überholt.

Unglaublich viel erzählen uns auf knappem Raum diese Kurven; sie antworten auf alle Fragen, die wir stellen, und geben uns über alle Punkte eindeutig und schneller Auskunft als die unübersichtliche Zahlentabelle.

Graphische Darstellung und Mathematik. Funktionen. 11

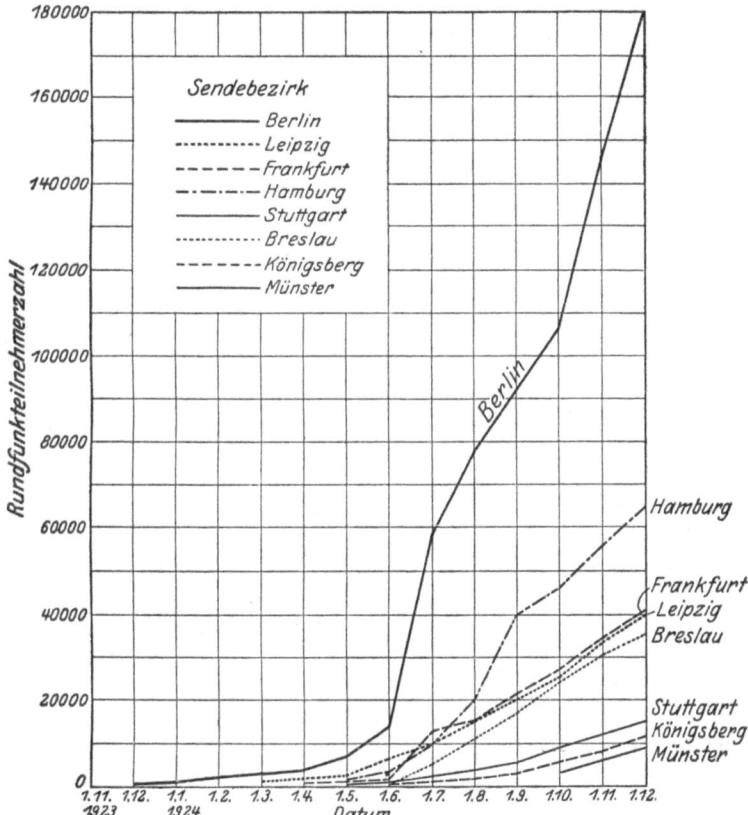

Abb. 6. Die Entwicklung des deutschen Rundfunks in graph. Darstellung.

d) Graphische Darstellung und Mathematik. Funktionen. Begriff der Stetigkeit. Interpolation und Extrapolation. Logarithmische Darstellung und ihre Anwendung.

Die Kurven in dem vorhergehenden Beispiel (Entwicklung des deutschen Rundfunks) haben zwar eine bestimmte Tendenz — eine aufsteigende nämlich —, sind aber sonst in ihrem Lauf keinem bestimmten Gesetz unterworfen.

Es gibt aber zahlreiche Vorgänge, die in bestimmten gesetzmäßigen Abhängigkeiten verlaufen, und für die Veranschaulichung derartiger Tatsachenreihen eignet sich die graphische Darstellung ganz besonders. Es handelt sich hier insbesondere um mathematische Abhängigkeiten. So soll der folgende Abschnitt, ohne die mathematische Seite zu sehr zu betonen, den Zusammenhang der graphischen Darstellung mit der Mathematik erläutern. Die Mathematik zwingt Erscheinungen in eindeutige Formeln und Gleichungen; die mathematische Gleichung verknüpft zwei (oder mehrere) verschiedene Größen miteinander, und zwar so, daß die eine sich in einer bestimmten gesetzmäßigen Weise ändert, wenn sich die andere ändert. Dieses Abhängigkeitsverhältnis zweier veränderlicher Größen nennt man Funktion. Die Funktion spielt in den technischen Wissenschaften eine wichtige Rolle, und wir werden ihr späterhin wiederholt begegnen.

Ein Beispiel soll uns eine Funktion mathematisch und graphisch erläutern. Der Flächeninhalt F eines Quadrates ist eine Funktion der Seite a des Quadrates. Wir können das mathematisch so ausdrücken:

$$F = f(a),$$

worin f das Abhängigkeitsverhältnis andeutet. In diesem besonderen Falle ist

$$F = a \cdot a = a^2,$$

d. h. die Quadratfläche muß immer gleich $a \cdot a$ Quadratzentimeter (cm^2) sein, wenn a in Zentimetern ausgedrückt wird. Die Fläche F muß sich also immer in einem bestimmten durch die Funktion f ausgedrückten — hier quadratischen — Verhältnis zu a ändern. Von dem Verlaufe dieser Funktion können wir uns auf zweifache Weise eine Vorstellung machen, einmal durch eine Tabelle und dann durch eine graphische Darstellung. Die Tabelle für unsere Funktion stellen wir zweckmäßig so her, daß wir in einer Kolonne verschiedene, nach regelmäßigen Intervallen eingeteilte Werte von a (der unabhängigen Veränderlichen) und in einer anderen die von ihr abhängigen veränderlichen Werte der Fläche F eintragen.

Tabelle 3.

a in cm	$F = a^2$ in cm²
1	1
2	4
3	9
4	16
5	25
6	36
7	49
8	64

Unter Benutzung dieser Tabelle ergibt sich in Abb. 7 unsere Funktion als graphische Darstellung.

Hierbei sind wir, wie früher, so verfahren, daß wir die erhaltenen Punkte durch gerade Striche verbunden haben. Wir haben hier aber das Empfinden, daß die für das Auge so regelmäßig aneinandergereihten Punkte nicht durch gerade Strecken, sondern durch eine stetig verlaufende Kurve verbunden werden müssen. Das entspricht auch wirklich dem tatsächlichen Funktionsverlauf; denn würden wir immer mehr Zwischenwerte berechnen (z. B. den zu $a = 2,5$ cm zugehörigen Wert $F = 6,25$ cm²), sie in das Koordinatennetz eintragen und die benachbarten untereinander verbinden, so würden wir allmählich dem tatsächlichen Funktionsverlauf näherkommen (s. Abb. 8).

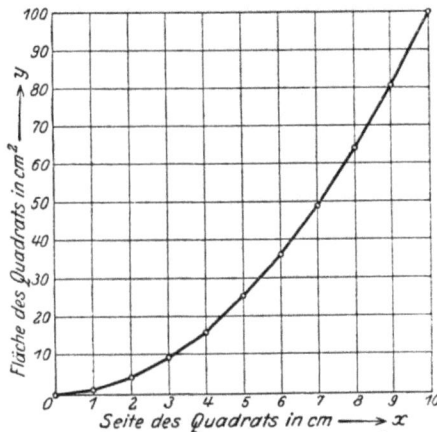

Abb. 7. Graphische Darstellung der Änderung einer Quadratfläche y in Abhängigkeit von ihrer Seitenlänge x. Gleichzeitig Darstellung der Gleichung $y = x^2$.

Das Verfahren der Durchlegung einer stetigen Kurve durch wenige Punkte wird sich nur dann als brauchbar erweisen, wenn wir annehmen können, daß die Abhängigkeit der einen veränderlichen Größe von der anderen einem bestimmten Gesetz unterworfen ist. Graphische Interpolation nennen wir das Verfahren zur Bestimmung von Zwischen-

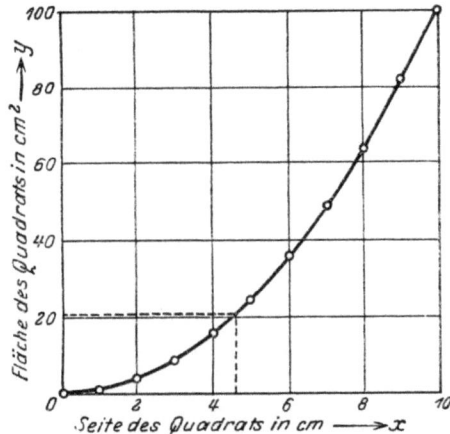

Abb. 8. Graphische Darstellung der Änderung einer Quadratfläche y in Abhängigkeit von ihrer Seitenlänge x. Gleichzeitig Darstellung der Gleichung $y = x^2$.

14 Allgemeine Behandlung der Methode der graphischen Darstellung.

werten aus einer Kurve; es wird meistens bei der empirischen Aufnahme von Kurven im Laboratorium angewendet.

Messen wir z. B. in einem Stromkreis mit der beliebig veränderlichen Spannungsquelle E und dem konstant bleibenden Widerstand W die Stromstärke J bei verschiedenen Spannungswerten von 0 anfangend, so erhalten wir im graphischen Bilde (E als unabhängige Veränderliche, J als abhängige Veränderliche) Punkte, die sich zumeist nicht auf einer stetig verlaufenden Linie unterbringen lassen. Sie werden so liegen, daß man (dem Ohmschen Gesetz $J = E/W$ entsprechend) eine gerade Linie durch sie legen kann, ohne einer davon abweichenden Richtung den Vorzug geben zu müssen (s. Abb. 9).

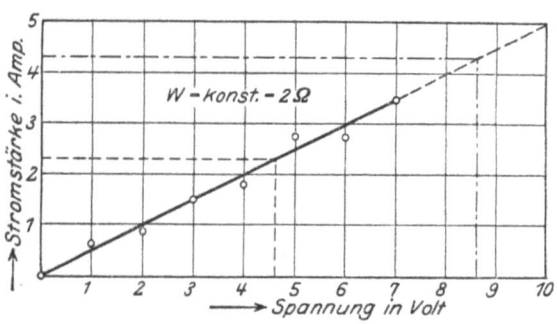

Abb. 9. Das Ohmsche Gesetz im graphischen Bilde; Beispiel einer Interpolation (- - - - -) und Extrapolation (— - — - —).

Die Unregelmäßigkeit in der Lage der durch den Versuch erhaltenen Punkte liegt an der Unzuverlässigkeit der Ablesungen und der Unvollkommenheit der Instrumente. Ein Korrektiv und Ergänzungsmittel für diese Unvollkommenheiten haben wir in der graphischen Interpolation.

Die graphische Extrapolation ist mit der Interpolation eng verwandt. Während die letztere durch Verbindung der aufgenommenen Punkte durch eine stetige Kurve Zwischenwerte schafft, soll die Extrapolation durch stetige und ungezwungene Verlängerung der empirisch gefundenen (aber aus Zwangsgründen abgebrochenen) Kurve über die gefundenen Werte hinaus den weiteren Verlauf der Abhängigkeit zweier Größen erkennen lassen. So ist in Abb. 9 die natürliche und ungezwungene Erweiterung des erhaltenen Kurvenstückes zweifellos die geradlinige Fortsetzung der durch Versuch erhaltenen Kurve (in Abb. 9 punktiert gezeichnet). Wir wollen jedoch von diesem Mittel nur in den äußersten Fällen Gebrauch machen, da seine Anwendung

Graphische Darstellung und Mathematik. Funktionen. 15

sehr leicht in die Irre führen kann, und wir wollen uns immer bemühen, derartig außerhalb liegende Werte auf direktem Wege zu erlangen. Eine besondere Art der graphischen Darstellung, die in den Rahmen dieses Abschnittes gehört und die in ihrer Anwendung unter Umständen sehr vorteilhaft sein kann, ist das Zeichnen graphischer Linien auf Logarithmenpapier. Bei dem Millimeterpapier (s. Abb. 5, Seite 7) und bei den bisher benutzten Koordinatennetzen waren die Abstände der aufeinanderfolgenden horizontalen und vertikalen Netzlinien gleich. Bei dem Logarithmenpapier ist entweder die Abszissen- und Ordinatenachse oder nur die Ordinatenachse logarithmisch geteilt. Äußerlich erkennt man diese Teilung daran, daß die Netzlinien auf dem Papier immer näher aneinanderrücken. Eine Ausführungsform, bei der die Ordinatenachse eine logarithmische, die Abszissenachse eine normale Teilung besitzt, zeigt die Abb. 10.

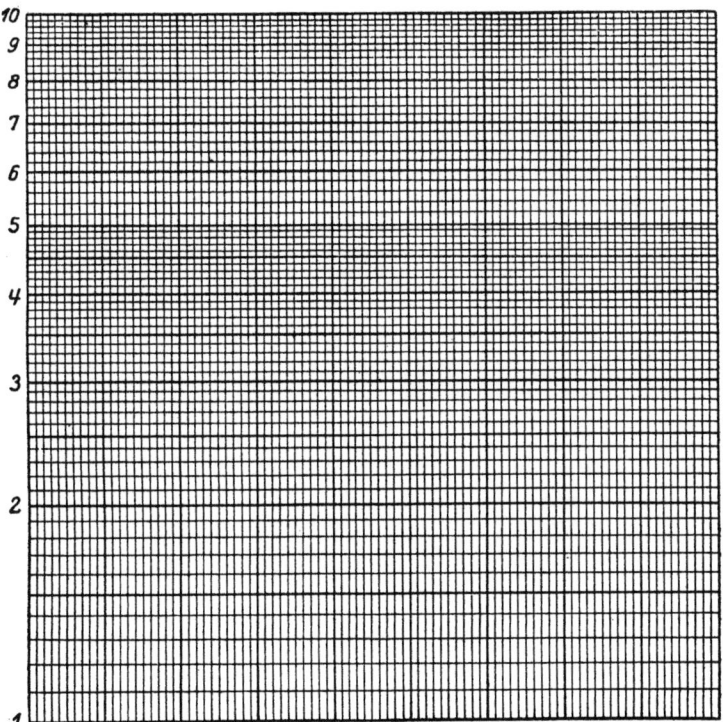

Abb. 10. Logarithmenpapier mit normaler Abszissenteilung.

16 Allgemeine Behandlung der Methode der graphischen Darstellung.

Die Radioamateure, die mit der logarithmischen Rechnung vertraut sind, werden sich die Entstehung dieser Teilung mit Hilfe der Logarithmentafel klarmachen können[1]).
Ein Beispiel soll eine der vielen Anwendungsmöglichkeiten der logarithmischen Darstellung zeigen. In Abb. 9, S. 14, haben wir eine nach rechts ansteigende Gerade als graphische Linie im gewöhnlichen Koordinatennetz. In diesem Falle bedeutet die gerade Linie, daß gleiche Abstände auf der Abszissenachse gleichen Abständen auf der Ordinatenachse entsprechen. Die so dargestellte Funktion nennt man linear. Haben wir dagegen eine Funktion, bei der wir wieder die unabhängige Veränderliche (wie vorher) um gleichviel wachsen lassen, bei der aber die Abhängige (Ordinatengröße) nicht um gleichzeitig gleichviel zunimmt, sondern sich in einem bestimmten Verhältnis vervielfacht, so erhalten wir eine nach rechts immer mehr ansteigende Kurve. Die Tabelle dazu kann so aussehen:

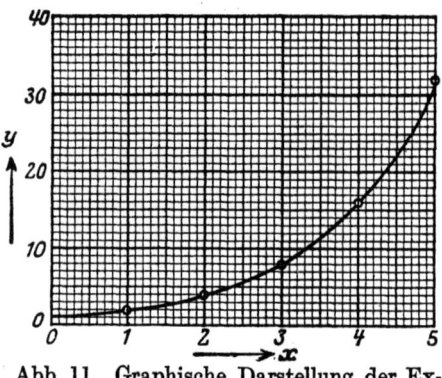

Abb. 11. Graphische Darstellung der Exponentialfunktion $y = 2^x$ auf Millimeterpapier. (s. Tab. 4).

Tabelle 4.

X	Y
1	2
2	4
3	8
4	16
5	32
6	64
7	128

In Abb. 11 haben wir die dazugehörige Kurve im gewöhnlichen Koordinatennetz.

Die Funktion, die diese Kurve darstellt, ist eine Exponentialfunktion[2]), deren Umkehrung die Logarithmusfunktion ist. Stellen wir die Werte der Tabelle Nr. 4 logarithmisch dar, so erhalten wir eine nach rechts ansteigende exakte gerade Linie (s. Abb. 12).

---

[1]) Näheres über logarithmische Teilung und ihre Anwendung im graphischen Rechnen ist in dem Abschnitt 3 des 8. Bändchens dieser Bibliothek: Bergmann, „Nomographische Tafeln" enthalten.
[2]) $y = a \cdot b^x$, worin a und b konstante Größen sind, während y und x die Veränderlichen darstellen.

Graphische Darstellung und Mathematik. Funktionen. 17

Wir können uns also in Fällen, wo der Verlauf einer Kurve (s. Abb. 11) eine Exponentialfunktion vermuten läßt, Gewißheit verschaffen, wenn wir ganz einfach unsere Werte auf Logarithmenpapier auftragen. Ist die so erhaltene neue Kurve eine gerade Linie, dann können wir mit Bestimmtheit sagen, daß wir es mit einer Exponentialfunktion zu tun haben. Ein weiteres Beispiel dieser Art wird uns die Theorie der Elektronenröhre im zweiten Teil dieses Bändchens bringen.

Eine andere Anwendungsmöglichkeit des Logarithmenpapiers liegt in der Darstellung von Größen, die innerhalb weiter Grenzen variieren. Man würde auf gewöhnlichem Millimeterpapier die hohen Werte der begrenzten Papierfläche wegen vielleicht gar nicht darstellen können, oder man müßte einen so kleinen Maßstab wählen, daß man sich kein exaktes Bild von dem Verlauf der Kurve machen könnte. Wir wollen hier ein Beispiel andeuten, das zur Erläuterung des Gesagten dienen soll.

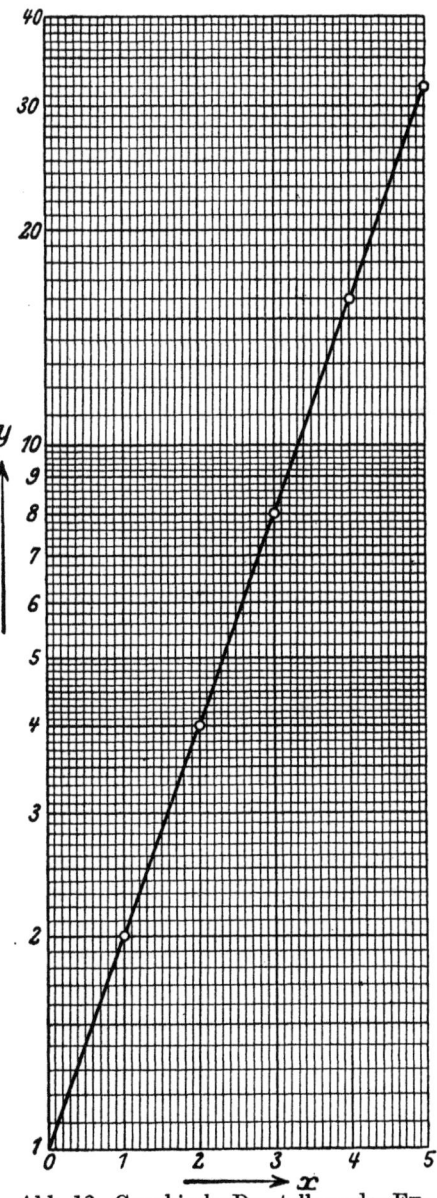

Abb. 12. Graphische Darstellung der Exponentialfunktion $y = 2^x$ auf Logarithmenpapier (s. Tab. 4).

Herold, Graph. Darstellung.

Die Markschwankungen während der Inflationszeit liegen innerhalb so großer Grenzen (1 Dollar = Mk. 4,20 bis 1 Dollar = Mk. 4,2 Billionen), daß die Verwendung gewöhnlichen Millimeterpapiers unmöglich wäre, während Logarithmenpapier mit geeignetem Maßstab für diesen besonderen Zweck Verwendung finden könnte.

Diese letzte Anwendungsmöglichkeit der logarithmischen Darstellung dient weniger wissenschaftlich aufklärenden als praktischen Zwecken und stellt mehr einen Kunstgriff zur Behebung der angedeuteten Mängel dar.

e) Rechtwinklige und Polarkoordinaten.

Als Träger der Wertepunkte für unsere graphischen Bilder haben wir immer das Koordinatennetz benutzt, das sich aus sich rechtwinklig kreuzenden geraden Linien zusammensetzt. Jeder empirisch gewonnene oder berechnete Punkt war eindeutig festgelegt durch seine Koordinaten, durch seine Abszisse, die wir horizontal, und durch seine Ordinate, die wir vertikal von einem Ausgangspunkt, dem Nullpunkt, abtrugen.

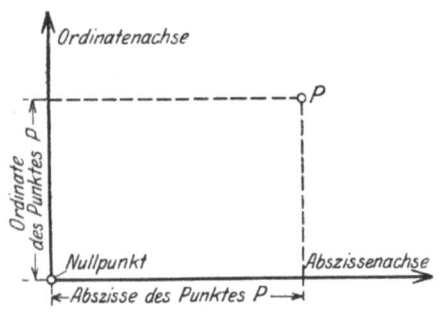

Abb. 13. Das rechtwinklige Koordinatensystem.

Der Nullpunkt wurde durch den Schnittpunkt der Koordinatenachse dargestellt, und wir haben willkürlich von diesem ausgehend unsere Werte nach rechts (horizontal) und nach oben (vertikal) abgetragen. Verlängern wir Abszissen- und Ordinatenachse (die Koordinatenachsen) nach links bzw. nach unten, so erhalten wir ein Achsenkreuz. In diesem rechtwinkligen Achsensystem bezeichnen wir die Werte oberhalb der Abszissenachse als positiv, unterhalb als negativ; die Abszissenwerte rechts der Ordinatenachse sind (von Null ausgehend) positiv, links (ebenfalls vom Nullpunkt aus gerechnet) negativ (s. Abb. 14).

Wir sind somit imstande, sämtliche Wertepunkte — auch wenn sie durch negative Abszissen bzw. Ordinaten bestimmt sind — ihrer Lage nach in einem der vier Quadranten des rechtwinkligen

Rechtwinklige und Polarkoordinaten.

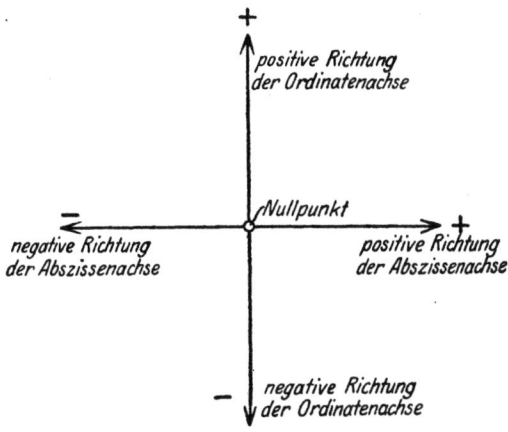

Abb. 14. Rechtwinkliges Koordinatenkreuz.

Koordinatensystems unterzubringen. In den bisherigen Beispielen haben wir nur positive Abszissen- und Ordinatenwerte kennengelernt. In späteren Fällen werden wir auch negativen Größen (negativer elektrischer Spannung, Stromstärke usw.) begegnen.

Dieses eben beschriebene rechtwinklige Achsensystem, welches das Gerippe der graphischen Darstellung bildet, findet in dem Polarkoordinatensystem eine Ergänzung in Fällen, wo das erstere System versagt oder nur schlecht anwendbar ist. In dem polaren Koordinatensystem gehen wir auch von einem Punkte 0 (s. Abb. 15) aus, der gleichzeitig der Ausgangspunkt einer Achse ist. Ein Punkt P, der nun in der Ebene fixiert werden soll, ist einmal durch die Länge r der Verbindungslinie OP und dann durch den Winkel α, den OP mit der festen Achse OA bildet, eindeutig bestimmt. In dieser Darstellung sind also r und α (Strecke und Winkel) die Bestimmungsstücke für einen festen Punkt P in der Ebene. Ein Beispiel aus der Radiotechnik wird uns im zweiten Teil die graphische Darstellung im Polarkoordinatensystem näher erläutern.

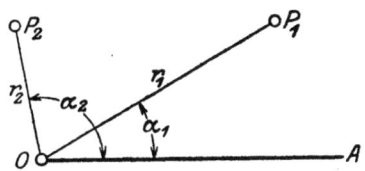

Abb. 15. Polares Koordinatensystem.

2*

f) Nomographische Tafeln.

Aus der graphischen Darstellung in der Form, in der wir sie bisher behandelt haben, hat sich ein Zweig entwickelt, der in der Anwendung in der Praxis oft wesentliche Vorteile vor dem üblichen graphischen Verfahren aufzuweisen hat. Es handelt sich um das **nomographische Verfahren** oder um die Anwendung **nomographischer Tafeln**[1]). Dieses Gebiet soll hier lediglich zum Zwecke einer vergleichenden Gegenüberstellung mit dem üblichen graphischen Verfahren nur gestreift werden.

In der bisher behandelten Kurvendarstellung war es möglich, beliebige Werte aus der gezeichneten Kurve abzulesen, Werte, die zwischen den errechneten oder durch Versuch festgelegten Punkten lagen. Ein erläuterndes Beispiel gibt die Kurve $y = x^2$ in Abb. 8, S. 13, durch welche die Abhängigkeit einer Quadratfläche y von der Quadratseite x ausgedrückt wurde. Mit Hilfe der Kurve war es möglich, beliebige Zwischenwerte abzulesen. So findet man z. B. den zu $x = 4,6$ gehörigen y - Wert zu 21,00 (die Rechnung ergibt 21,16). Man ging bei der Bestimmung des gesuchten y-Wertes so vor, daß man die vertikale x-Linie (4,6 in diesem Falle) bis zum Schnitt mit der Kurve verfolgte und dann von diesem Schnittpunkte aus mit Hilfe einer Netzlinie horizontal nach links bis zur Ordinatenachse ging, auf der man den y-Wert direkt ablesen konnte. Auf diesem Wege ist ein „Verfahren" in dem Liniengewirr sehr gut möglich; noch mehr erschwert wird die Bestimmung, wenn statt der einen Kurve (wie in unserem Beispiel) mehrere Kurven mit verschiedenen Bedeutungen und Ordinatenteilungen vorhanden sind. Hier kommt uns das nomographische Verfahren zu Hilfe, das in der Abb. 16 das analoge Beispiel zu dem eben beschriebenen und in Abb. 8, S. 13, skizzierten liefert[2]).

Der Vorteil dieser Darstellungsweise vor der Kurvendarstellung ist ganz offenbar, die Unübersichtlichkeit und die Umständlichkeit des Suchens und Visierens fallen weg. Dafür haben wir eine schnellere und bequemere Ablesbarkeit und auch eine größere

---

[1]) Dieses Thema ist ausführlich in dem 8. Bande der Bibliothek des Radio-Amateurs, Nomographische Tafeln für den Gebrauch in der Radiotechnik von Dr. Ludwig Bergmann, behandelt worden.
[2]) Die Abb. 19 ist dem schon erwähnten Bändchen „Nomographische Tafeln" entnommen.

Genauigkeit. Auch in Fällen, wo mehr als zwei veränderliche Größen auftreten, ist es mit Hilfe besonderer Nomogramme, der sogenannten Fluchttafeln, möglich, abhängige Werte schnell und sicher zu finden. Dieses nomographische Verfahren hat ungeheuren praktischen Wert; denn es erleichtert und beschleunigt die mitunter recht schwierige und zeitraubende Rechenarbeit. Seine Anwendung ist nur dort möglich, wo Abhängigkeitsverhältnisse variabler Größen durch Formeln und Gleichungen ausdrückbar sind, also überall dort, wo etwas errechnet werden soll. Die Vorteile dieses Verfahrens sind groß und es wäre zu wünschen, daß es mehr Eingang in die Technik und im Besonderen in die Radiotechnik des Amateurs fände.

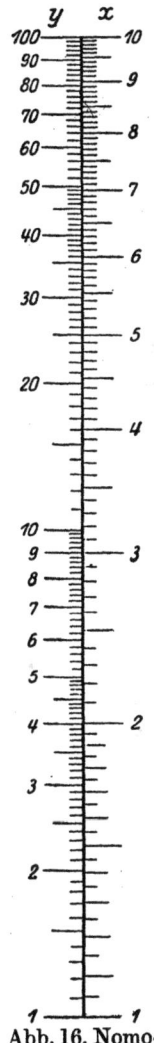

Abb. 16. Nomographische Darstellung der Funktion $y = x^2$.

g) Die Zeit als unabhängige Veränderliche. Schwingungen.

Im Abschnitt c) haben wir ein Beispiel kennengelernt, in dem eine Größe in Abhängigkeit von der Zeit graphisch zur Darstellung gebracht wurde. Die Abszissenachse wurde also zum Träger der Zeitabschnitte, während auf der Ordinatenachse irgendeine veränderliche Größe (in dem erwähnten Beispiel Rundfunkteilnehmerzahl) aufgetragen wurde. Diese Darstellung ist allgemein ungeheuer wichtig, da sie, abgesehen von ihrer technisch-wissenschaftlichen Bedeutung auf wirtschaftlichem Gebiete (Preiskurven usw.) und auch im alltäglichen Leben, kurz überall da, wo diese Gebiete belehrend und aufklärend behandelt werden, eine dominierende Stellung eingenommen hat.

Die Zeit ist das Werden; sie stellt im Zusammenhang mit den Dingen ein Geschehen dar, und das Geschehen zur Anschauung (in unserem Sinne) zu bringen, ist Aufgabe dieser besonderen Art der graphischen Darstellung.

Beispiele, die hierher gehören, sind die Temperaturkurve, Dollarkurve, Preiskurven und viele andere, dem Leser bekannte Fälle.

22 Allgemeine Behandlung der Methode der graphischen Darstellung.

Wir wollen uns in diesem Abschnitt einem besonderen Beispiele dieser Art zuwenden und zwar der Schwingung. Sie spielt in der Radiotechnik als elektrische (hochfrequente) Schwingung eine große Rolle und soll als solche in dem zweiten Teil dieses Buches eingehender behandelt werden. Hier wollen wir auf die Schwingung eines Körpers, eine mechanische Schwingung also, näher eingehen, um daran später anknüpfend die erwähnte elektrische Schwingung zu betrachten.

Ein Körper, eine Kugel z. B., an einem Faden aufgehängt stellt ein Pendel dar. Stoßen wir dieses Pendel an, so führt es Schwingungen aus. Dieser Vorgang ist jedem aus der Physik

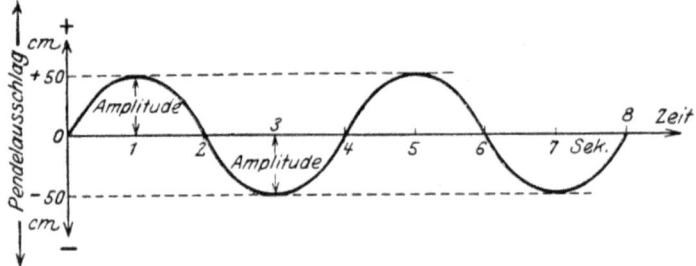

Abb. 17. Graphische Darstellung einer ungedämpften Pendelschwingung.

bekannt. Die Entfernung des schwingenden Körpers (wir dürfen nur einen Punkt desselben ins Auge fassen) von der Ruhelage des Pendels ändert sich beim schwingenden Pendel mit der Zeit. Sie erreicht einen höchsten Wert in dem Augenblick, wo die Kugel stillsteht und umkehren will, verkleinert sich, wird schließlich gleich Null und vergrößert sich wieder nach der anderen Seite bis wieder zu einem Höchstwert und wiederholt diese Bewegung periodisch bis zum Stillstand des Pendels. Die Höchstwerte der Entfernungen von der Ruhelage (Nullpunkt) nennen wir Amplitude. Zeichnen wir uns das graphische Bild dieses Vorgangs so auf, daß die Abszissenachse zum Träger einzelner Zeitenabschnitte (etwa Sekunden) wird und daß wir auf der positiven und negativen Ordinatenachse die sich mit der Zeit ändernden Entfernungen des Pendels vom Ruhepunkt (Nullpunkt im Koordinatennetz) auftragen, so erhalten wir eine Art von Wellenlinien in Abb. 17 und 18.

Die Zeit als unabhängige Veränderliche. Schwingungen.

Diese Bilder zeigen uns, daß sich der Pendelvorgang nach Ablauf eines Hin- und Herweges gleichartig wiederholt, daß (wenn wir den Pendelvorgang während einer längeren Zeit aufzeichnen) die Schwingungen immer mehr nachlassen, die Amplituden kürzer werden und daß schließlich nach einer bestimmten Zeit das Pendel zur Ruhe gekommen sein muß. In diesem Falle (s. Abb. 18) sprechen wir von einer gedämpften Schwingung, d. h. äußere Kräfte, wie der Luftwiderstand, die Reibung im Aufhängepunkt usw. wirken hemmend und dämpfend auf die Pendelbewegung ein und zwingen das Pendel schließlich zum Stillstand. Würde eine äußere Kraft gleichmäßig antreibend auf das Pendel wirken, so hätten wir (s. Abb. 17) eine ungedämpfte Schwingung, d. h. die Amplituden bleiben gleich groß, der dämpfende Faktor

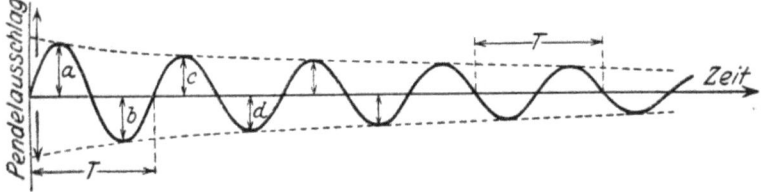

Abb. 18. Graphische Darstellung einer gedämpften Pendelschwingung.

wird durch diese bewegende Kraft aufgehoben und das Pendel schwingt gleichmäßig. Diese Erscheinung haben wir beim Uhrpendel. Aus Abb. 17 u. Abb. 18 ersehen wir noch, daß die Bewegung beim Durchgang durch die Nullinie (Abszissenachse) am schnellsten sein muß, die Kurve verläuft dort am steilsten, d. h. eine große Änderung der Entfernung des Pendels von der Ruhelage erfolgt in einer verhältnismäßig kurzen Zeit. Anders ist es an den Umkehrpunkten, wo, wie die Beobachtungen zeigen, das Pendel einen Augenblick ruhig steht. In der graphischen Darstellung (s. Abb. 17 u. 18) kommt dieser Vorgang dadurch zum Ausdruck, daß ein ganz kleines Kurvenstück parallel zur Abszissenachse verläuft. Dieses kurze horizontale Kurvenstück bedeutet aber, daß die Entfernung des Pendels von der Ruhelage dieselbe bleibt, während die Zeit fortschreitet. Hieraus können wir ganz allgemein für derartige Zeitkurven ableiten, daß aus der Steilheit von Kurvenstücken der Schnelligkeitsgrad der Änderung der Ordinatengröße sofort ersehen werden kann.

24 Allgemeine Behandlung der Methode der graphischen Darstellung.

Die Schwingungen in der Form, wie sie die Abb. 17 zeigt, nennt man „Sinusschwingungen" und die Kurve eine Sinuskurve. Diese Bezeichnung rührt von der mathematisch gesetzmäßigen Zusammengehörigkeit von Ordinate und Abszisse her, die Kurve stellt gleichzeitig eine „Sinusfunktion" dar.

Zwei gleich lange Pendel schwingen gleich schnell, d. h. sie brauchen beide dieselbe Zeit, um vom Punkte A (s. Abb. 19) über B zum Punkte C zu gelangen, um also eine ganze Pendelschwingung auszuführen. Stoßen wir nun die Pendel zu verschiedenen Zeiten an, so werden sie zwar gleich schnell schwingen, aber die Schwingungen des einen Pendels werden, wenn wir sie aufzeichnen, gegen die des anderen verschoben sein. Wir erhalten als graphisches Bild die Abb. 20.

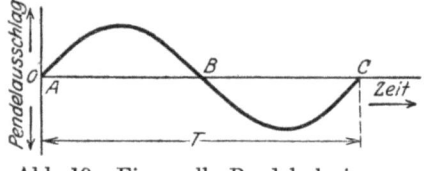

Abb. 19. Eine volle Pendelschwingung.

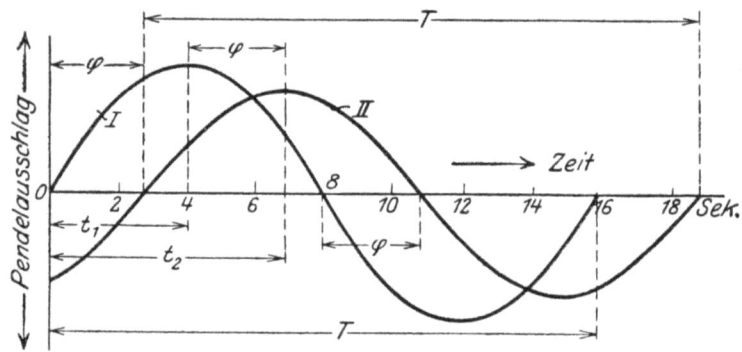

Abb. 20. Phasenverschiebung zweier Pendelschwingungen.

Während das erste Pendel (Kurve I in Abb. 20) seinen positiven Amplitudenwert nach $t_1 = 4$ Sekunden erreicht, erreicht das zweite Pendel (Kurve II) seinen größten positiven Ausschlagwert erst nach $t_2 = 7$ Sekunden. Beide Schwingungen besitzen eine Phasendifferenz oder Phasenverschiebung, die in unserem Falle $t_2 - t_1 = 7 - 4 = 3$ Sekunden beträgt. Wir werden später, wie schon erwähnt, an diese Betrachtungen anknüpfend, das Gebiet der Schwingungen weiter behandeln und dabei die für den Radioamateur so wichtigen elektrischen Schwingungen im graphischen Bilde betrachten. Dabei werden wir auf die verschiedenartigsten Formen und Arten von Schwingungen stoßen.

Wir haben bisher, um in das Wesen der graphischen Darstellung einzudringen, die verschiedensten Anwendungsmöglichkeiten für diese Methode kennengelernt. Dabei konnten wir das Gebiet nicht erschöpfend behandeln und mußten viel Wichtiges übergehen. An dieser Stelle sollen die Gebiete, in denen die graphische Darstellung Fuß gefaßt hat, kurz erwähnt werden.

Wir treffen die graphische Darstellung, wie wir schon eingangs sagten, vor allen Dingen in den exakten Wissenschaften, in der Mathematik also, in der Physik, Chemie, Astronomie und in der ihnen allen verwandten Wissenschaft, der Technik. Hier hat sie, dank ihrer Fähigkeit, Erkenntnisse in nahezu mathematisch-exakter Form zu übermitteln, eine Vorrangstellung eingenommen. Aber auch in den Geisteswissenschaften beginnt sie Fuß zu fassen, und es existieren für ihre Anwendung viele Beispiele aus der Psychologie, Geschichte und anderen hierher gehörenden Wissenschaften. Nicht zu vergessen ist das große Gebiet der Statistik, der volkswirtschaftlichen und kaufmännischen z. B., wo die graphische Darstellung ein unentbehrliches Hilfsmittel geworden ist.

II. Die Anwendung der Methode der graphischen Darstellung in der Theorie der Radio-Technik.

Obwohl ein wechselseitiger Zusammenhang zwischen Theorie und Praxis besteht, der beide — zumal in der erkennenden Beleuchtung durch die graphische Darstellung — zu einem untrennbaren Ganzen verbindet, ist doch eine Trennung nach diesen beiden Seiten herbeigeführt worden.

Die graphische Darstellung soll in diesem Teil unseres Buches irgendwie gewonnene Tatsachen zu einem Bilde zusammenfassen, und dieses Bild soll uns dann mit hypothetischen Erklärungen dieser Tatsachen zu einer erschließenden Aufklärung werden. Das hieraus gewonnene „theoretische Bild" läßt uns schließlich wissenschaftliche Zusammenhänge und die mögliche Unterordnung einzelner Tatsachenreihen unter bestehende allgemeine Gesetze erkennen.

26 Die Methode der graphischen Darstellung in der Theorie.

Der Nutzen der Anwendung der graphischen Darstellung im Zusammenhang mit der theoretischen Seite der Radiotechnik soll uns auf einem Streifzug durch deren Gebiet klargemacht werden. Wir werden dabei auch die praktische Seite wegen der erwähnten Zusammengehörigkeit berühren müssen, ebenso wie wir später umgekehrt bei der Behandlung der graphischen Darstellung im Zusammenhang mit der Praxis der Radiotechnik mitunter in diesen Teil zurückschweifen werden.

Bei den folgenden Betrachtungen fußen wir bei der Anwendung unserer Methode in rein technischer Beziehung auf dem Gebrachten, Bekanntem also. Erscheinungen und Vorgänge, die sich aus den graphischen Darstellungen offenbaren, werden besprochen, und erklärende Gründe für etwaige Abweichungen vom Gesetzmäßigen gesucht.

a) Allgemeines über graphische Darstellung und Elektrizität. Der Wechselstrom im graphischen Bilde. Das Vektordiagramm.

Die Abb. 21 stellt uns ein graphisches Bild dar, bei dem auf der Abszissenachse die Zeit (unabhängige Veränderliche) und auf der Ordinatenachse die elektrische Spannung aufgetragen ist. Die Kurve a ist eine gerade Linie parallel zur Abszissenachse. Das bedeutet aber, daß sich die Spannung mit der Zeit nicht ändert — die Ordinate bleibt immer gleich groß, in diesem Falle gleich $E = 2,0$ Volt. Diese Erscheinung haben wir bei einem Akkumulator, mit dem wir z. B. unsere Elektronenröhren heizen. Wir bestimmen diese Kurve experimentell, indem wir ein Meßinstrument an die Batterieklemmen halten und die Spannung nach bestimmten Zeitabschnitten (etwa alle 10 Sekunden) ablesen. Messen wir nun auch den Strom, der z. B. fließt, wenn wir

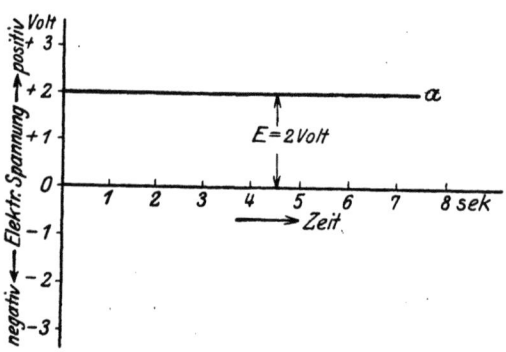

Abb. 21. Graphisches Bild einer Gleichspannung.

Allgemeines über graphische Darstellung und Elektrizität. 27

den Heizfaden einer Elektronenröhre durch den Akkumulator zum Glühen bringen, so erhalten wir ein ähnliches Bild wie Abb. 21. Wir tragen statt der Spannung die Stromstärke auf; die Kurve ist wieder eine Parallele zur Abszissenachse. Der Strom, den das Kurvenbild darstellen würde, ist ein „Gleichstrom", Abb. 21 ist die graphische Darstellung einer „Gleichspannung" die den Gleichstrom zum Fließen bringt.

Wir könnten uns nun vorstellen, daß irgendeine Maschine eine Spannung erzeugt, die sich nicht gleich bleibt wie in Abb. 21, sondern daß sich diese Spannung ändert. Sie könnte also einmal positive Werte annehmen, kleiner und schließlich gleich Null werden und als negative Größe wieder in Erscheinung treten

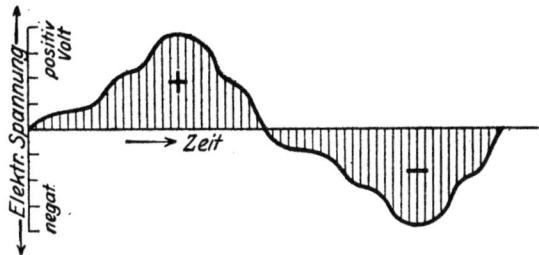

Abb. 22. Graphische Darstellung einer sich mit der Zeit ändernden Spannung.

(in Abb. 21 war die Gleichspannung als positiv angenommen worden). Wir könnten also, wenn wir diese Spannung messen würden und in Abhängigkeit von der Zeit auftrügen, etwa Abb. 22 erhalten. Ändert nun diese Spannung ihre Stärke und Richtung in gesetzmäßiger periodischer Wiederkehr, so erhalten wir eine mehr oder weniger regelmäßige Kurve, wie sie in Abb. 22 angedeutet ist.

Die Spannung, die einem solchen regelmäßigen Wechsel unterworfen ist, nennen wir „Wechselspannung", den Strom, der durch solch eine Wechselspannung zum Fließen gebracht wird, „Wechselstrom".

Ist die Maschine, die unsere Wechselspannung erzeugt, so gebaut, daß der Verlauf der Kurve im graphischen Bilde ein regelmäßiger ist (s. Abb. 23), so sprechen wir von einer sinusförmigen Wechselspannung bzw. von einem Wechselstrom, d. h. die Veränderung der Spannung bzw. des Stromes gehorcht dem Sinusgesetz. Die Kurve gleicht denen der Abb. 17 ff. auf S. 22.

Dort wurden die Pendelausschläge in Abhängigkeit von der Zeit aufgetragen, hier die Spannungen und Stromstärken.

Was sagt uns nun die graphische Darstellung der Wechselspannung bzw. des Wechselstromes? Die Spannung wächst von Null (bei A Abb. 23) erst schnell, dann langsam bis zu einem Höchstwert A_1B, den wir wie bei den Pendelschwingungen Amplitude nennen. Von B nimmt die Spannung bis A_2 wieder ab, wird Null und wächst wieder in umgekehrter Richtung, dasselbe Spiel unterhalb der Abszissenachse wiederholend. Die Zeit AA_4 welche die Spannung braucht, um die durch die Sinuskurve angedeuteten positiven und negativen Spannungswerte zu durch-

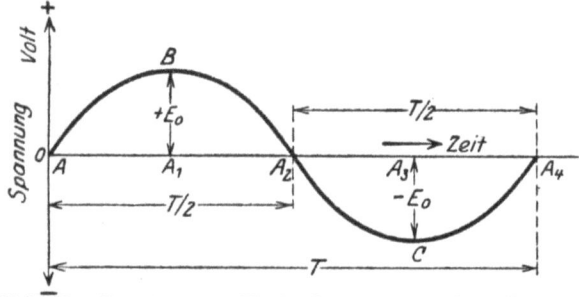

Abb. 23. Sinusförmige Wechselspannung (Wechselstrom).

laufen, nennen wir die „Periode T" der Wechselspannung bzw. des Wechselstromes. Diese Zeit beträgt $1/50$ Sekunde in unseren Lichtanlagen (soweit wir Wechselstromanlagen haben). Die Zahl der Wechsel (Perioden) in einer Sekunde beträgt in unserem Falle 50. Diese Zahl nennen wir die Periodenzahl oder Frequenz ν der Wechselspannung bzw. des Wechselstromes. Es gilt also $\nu = 1/T$. Würden wir das graphische Bild einer Wechselspannung für eine Sekunde auftragen, so müßten wir das Kurvenstück der Abb. 23 50 mal nebeneinandersetzen; die Abszissenlänge entspräche einem Zeitenabschnitt von einer Sekunde.

Würden wir die Periodenzahl ν steigern bis zu etwa $3 \cdot 10^6$ Perioden pro Sekunde, so erhielten wir hochfrequente Wechselspannungen und Ströme, wie sie in der Radiotechnik eine große Rolle spielen. Ein vollständiger Wechsel (von A bis A_4, s. Abb. 23) würde also in einem Zeitraum von 1/3 000 000 Sekunde stattfinden.

Wie derartige hochfrequente Wechselspannungen erzeugt und wie sie gemessen werden, ist für unsere Betrachtungen gleichgültig.

Allgemeines über graphische Darstellung und Elektrizität. 29

Es ist noch wichtig zu erwähnen, daß man aus bestimmten elektrischen Gründen die reine Sinusform der Wechselspannungen und Ströme anstrebt, daß man also dem graphischen Bilde in Abb. 23 nahezukommen sucht.

Wir wollen im Zusammenhang mit den vorhergehenden Betrachtungen eine Darstellungsweise kennenlernen, die in der Wechselstrom- (und damit auch in der Radio-) Technik von großer Bedeutung geworden ist. Es ist die Darstellung von Wechselstromerscheinungen durch das Vektordiagramm.

Zum Verständnis dieser Darstellungsweise ist es notwendig, zu wissen, was ein „Vektor" ist.

Eine Größe, die durch eine Richtung bestimmt ist, kann durch einen Vektor, durch eine Strecke von bestimmter Größe und Richtung, dargestellt werden. Eine Kraft z. B. ist eine solche Größe. Sie kann durch eine Strecke, durch einen Vektor, ihrer Größe nach (durch die Länge der Strecke) und ihrer Richtung nach (durch die Lage der Strecke) veranschaulicht werden. Abb. 24 zeigt uns eine Kraft im vektoriellen Bild. Die Pfeilrichtung gibt die Richtung der Kraft P an, der Punkt O den Angriffspunkt; die Länge des Vektors stellt die Größe der Kraft P dar, wobei ein beliebiger Maßstab angewendet wird.

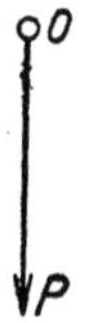

Abb. 24.
Vektorielle Darstellung einer Kraft P.

Ein Wechselstrom ist eine Größe, die nach den vorhergehenden Betrachtungen fortwährend Größe und Richtung ändert. Augenblickswerte von Wechselstromgrößen und ihr zeitlicher Zusammenhang können durch das Vektordiagramm in einfacher Weise dargestellt werden. Wie wir dabei vorzugehen haben, sollen uns die folgenden Betrachtungen zeigen.

Eine Gerade G mit positiver und negativer Richtung (von O aus gerechnet) rotiere im Uhrzeigersinn um den Punkt O (s. Abb. 25). Von O aus ziehen wir einen beliebigen Vektor OA. Projizieren wir OA auf die rotierende Gerade G, so ändert sich die Projektion (OA' und OA'') mit der Zeit wie ein Sinus. Wir zählen die Zeit von einer bestimmten Lage der rotierenden Geraden G, sagen wir von der horizontalen positiven (nach rechts zeigenden) Stellung, an (s. Abb. 26). In dieser Stellung ist die Projektion gleich OA_1. Diese Projektion OA_1 tragen wir in ein rechtwinkliges Koordinatensystem, in dem die Abszissenachse entsprechend den Bezeichnungen in Abb. 26 in Zeitabschnitte eingeteilt ist, ein. Mit den übrigen Projektionswerten verfahren wir ebenso. Wir erhalten nach einer vollen Umdrehung der Zeitenlinie G eine vollständige Sinuslinie (s. Abb. 27). Der in Abb. 26 gezeichnete Vektor OA stellt den Augenblickswert einer Wechselspannung bzw. eines Wechselstromes dar, und zwar bedeutet seine Größe den Amplitudenwert, seine Richtung, d. h. sein Winkel zu einer Bezugsstellung, seine Phase (seinen zeitlichen Abstand von einem willkürlich gewählten Zeitpunkt aus). Die beiden Vektoren OA und OB in Abb. 28 stellen die Amplitudenwerte zweier Schwingungen (z. B. einer Wechselspannung E und eines mit derselben Periodenzahl . wechselnden Stromes I) dar. Der Winkel φ, den die beiden Vektoren miteinander bilden, ist die Phasenverschiebung, eine zeitliche Differenz also, wie wir sie schon bei den Pendelschwingungen in Abb. 20, S. 24, kennengelernt haben.

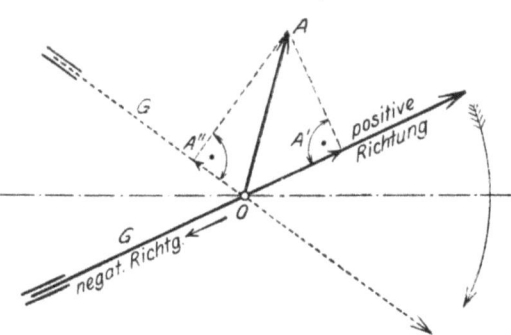

Abb. 25. Rotierende Zeitlinie als Projektionsbasis für einen Vektor (zur Erläuterung der vektoriellen Darstellung von Wechselstromerscheinungen).

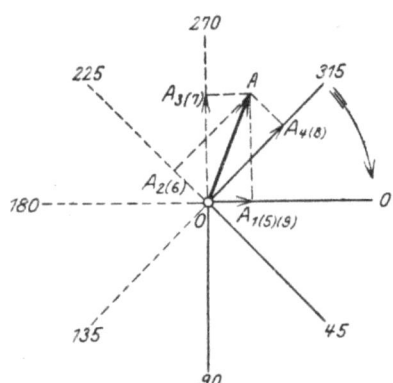

Abb. 26. Rotierende Zeitlinie mit den Vektorprojektionen, A_1 bis A_9. Hierzu Abb. 27.

Dabei kann je nach der Lage der beiden Vektoren zueinander OA oder OB voreilend sein. In Abb. 28 ist OA voreilend.

Wie nützlich diese Art der graphischen Darstellung sein kann, zeigen uns die folgenden Beispiele, in denen das Verhalten von Strom und Spannung in verschiedenartig belasteten

Allgemeines über graphische Darstellung und Elektrizität. 31

Wechselstromkreisen durch das Vektordiagramm dargestellt wird. Es sollen hier zwei einfache Fälle betrachtet werden, in denen einmal ein Ohmscher und induktiver, im anderen ein Ohmscher und kapazitiver Widerstand im Wechselstromkreis liegen[1]).

Die Darstellung des ersten Falles im gewöhnlichen Kurvenbild zeigt die Abb. 29[2]). Das Vektordiagramm dazu baut sich unabhängig von der üblichen Darstellung (Abb. 29) nach folgenden Überlegungen auf. Die Stromstärke I

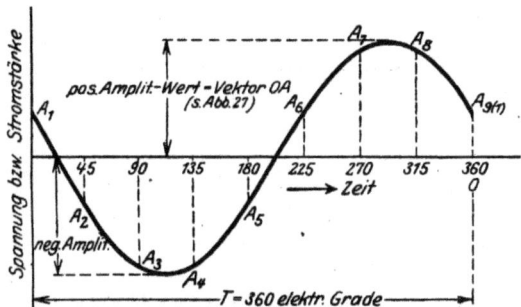

Abb. 27. Sinuslinie (sinusartige Wechselspannung oder Strom), konstruiert aus den Projektionsstrecken der rotierenden Zeitlinie der Abb. 26.

(Amplitudenwert), die in dem Wechselstromkreis fließt, wird durch den Vektor OI dargestellt (Abb. 30).

Nach dem Induktionsgesetz folgt, daß die elektromotorische Kraft der Selbstinduktion E_s 90° nacheilende Phasenverschiebung gegen die Stromstärke I hat; sie kann daher durch den Vektor E_s, der um 90° im Sinne des Uhrzeigers gegen OI verdreht ist, dargestellt werden. Die von dem Ohmschen Widerstand abhängige elektromotorische Kraft $E' = I \cdot W$, worin W den Ohmschen Widerstand darstellt, hat dieselbe Phase wie I, weil W eine Konstante ist; E' wird also parallel zu I gezeichnet. Um nun E_s unwirksam zu machen, müßte außer der Spannung E', die nach dem Ohmschen Ge-

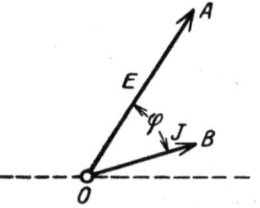

Abb. 28. Vektorielle Darstellung zweier Wechselstromgrößen gleicher Frequenz mit der Phasenverschiebung φ.

---

[1]) Auf die Erscheinungen als solche kann und soll hier nicht näher eingegangen werden. Es wird auf „Der Radio-Amateur" von E. Nesper und auf Band 2 dieser Bibliothek: „Die physikalischen Grundlagen der Radiotechnik" von W. Spreen verwiesen. Beide Verlag Julius Springer, Berlin.

[2]) Abb. 29 sowie Abb. 31, 33 und 34 sind dem 2. Band dieser Bibliothek entnommen.

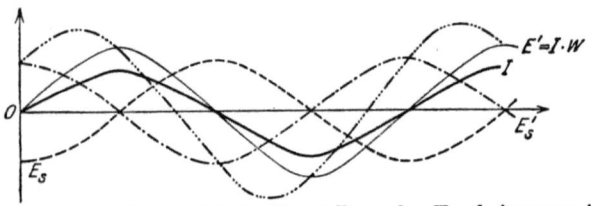

Abb. 29. Gewöhnliche graphische Darstellung der Erscheinungen in einem Wechselstromkreis mit Ohmschem Widerstande und Selbstinduktion (s. auch Abb. 30).

setz den Strom I liefert, noch eine entgegengesetzte Spannung E_s' von derselben Größe wie E_s auftreten. Im Vektordiagramm würde diese Gegenspannung E_s' um 180° gegen E_s versetzt eingezeichnet, denn wir wissen aus dem Vorhergehenden, daß eine Verdrehung eines Vektors um 180 elektrische Grade nur das Vorzeichen ändert. Die geometrische Summe der beiden Vektoren E_s' und E' würde nun also die von der Spannungsquelle insgesamt zu liefernde Spannung E ergeben. Die Summe der beiden Vektoren E_s' und E' ist die Diagonale E des Parallelogramms, das aus den beiden Vektoren gebildet werden kann. E schließt mit I den Winkel φ ein. Dieser Winkel φ ist in der Kurvendarstellung (Abb. 29) der Abszissenabstand der benachbarten Amplitudenwerte von der E- und I-Kurve. Das Vektordiagramm veranschaulicht weiter die voreilende Phasenverschiebung der elektromotorischen Kraft E vor der Stromstärke I. Aus dem

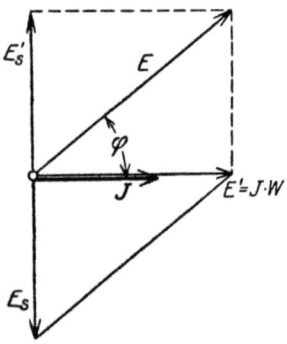

Abb. 30. Vektorielle Darstellung der Erscheinungen in einem Wechselstromkreis mit Ohmschem Widerstand und Selbstinduktion (s. auch Abb. 29).

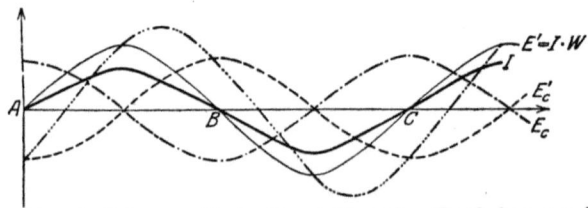

Abb. 31. Gewöhnliche graphische Darstellung der Erscheinungen in einem Wechselstromkreis mit Ohmschem Widerstand und Kapazität (s. auch Abb. 32).

Diagramm läßt sich ohne weiteres ablesen, daß bei wachsender Selbstinduktion der Winkel φ größer wird und sich dem 90^0-Werte nähert, ohne ihn je erreichen zu können.

Der zweite Fall, das Auftreten eines Ohmschen und kapazitiven Widerstandes im Wechselstromkreis, baut sich im Vektordiagramm ähnlich auf wie im vorhergehenden Beispiel. Es sollen hier nur das Kurvendiagramm und das dazugehörige Vektordiagramm angeführt werden (Abb. 31 u. 32). E hat hier eine nacheilende Phasenverschiebung.

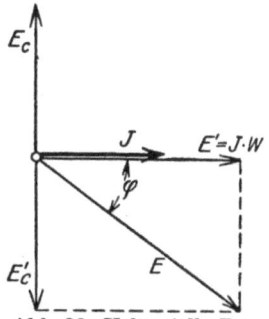

Abb. 32. Vektorielle Darstellung der Erscheinungen in einem Wechselstromkreis mit Ohmschem Widerstand und Kapazität (s. auch Abb. 31).

b) Die elektrische Schwingung in graphischer Darstellung. Resonanzerscheinungen.

Die einfachen elektrischen Schwingungen stellen sich im graphischen Bilde im wesentlichen ebenso dar wie die mechanischen Schwingungen und die Wechselstromerscheinungen. Wir haben analog den gedämpften und ungedämpften Pendelschwingungen gedämpfte und ungedämpfte elektrische Schwingungen, für die die Abb. 17 und folgende gelten.

Für die Übertragung einer elektrischen Schwingung von einem primären auf einen sekundären Kreis kommt in der Radiotechnik hauptsächlich die induktive oder magnetische Kopplung in Frage.

Übertragen wir eine elektrische Schwingung, wie sie durch die Entladung eines Funkeninduktors über eine Funkenstrecke entsteht[1]) durch induktive feste Kopplung auf einen zweiten (Sekundär-) Kreis, so erhalten wir als graphische Darstellung dieses Schwingungsvorganges die Kurven in Abb. 33. Der Vorgang im 1. (Erreger-) Kreis wird durch die Kurve I, der im 2. (Sekundär-) Kreis durch die Kurve II dargestellt. Das Bild (Abb. 33) sagt uns, daß, wenn Kreis I elektrisch angestoßen wird, die Energie dieses Kreises auf den Kreis II wandert und ihn zum Schwingen bringt. Voraussetzung ist, daß beide Kreise auf dieselbe Wellenlänge abgestimmt sind. Kreis I kommt zur Ruhe in dem Maße wie II seinen Höchstwert erreicht. Nun wird um-

---
[1]) S. Band 2 dieser Bibliothek.

gekehrt I von II erregt und erreicht einen größten Wert, während II wieder zur Ruhe kommt. Das wiederholt sich je nach dem Grade der Dämpfung verschiedene Male.

Die Gleichzeitigkeit der beiden an und für sich getrennten Vorgänge kommt im graphischen Bilde (Abb. 33) dadurch zum Aus-

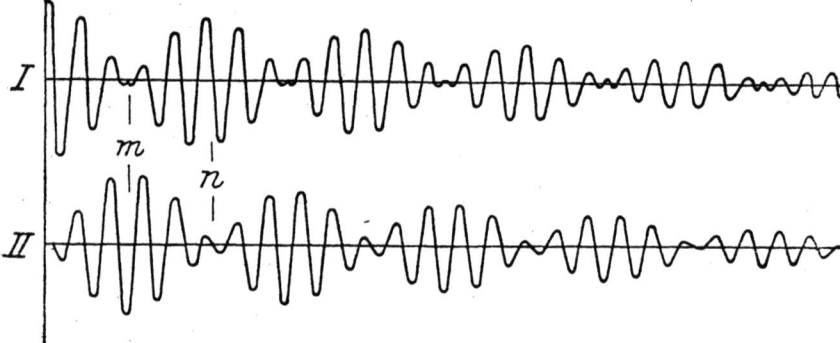

Abb. 33. Graphische Darstellung der Energiewanderung bei fester Kopplung.

druck, daß der Beginn des Vorgangs durch eine vertikale, einen bestimmten Zeitpunkt andeutende Anfangslinie dargestellt wird. Zwei weitere Zeitpunkte sind durch die Vertikalen m und n markiert.

Diese Energieübertragung, Braunsche Erregung genannt, wurde abgelöst durch die Stoßerregung, bei der die Knallfunkenstrecke durch eine Reihe von Teilfunkenstrecken ersetzt wurde. Bei der Energieübertragung durch Stoßerregung — auch Löschfunkenerregung genannt — ergibt sich ein anderes graphisches Bild (Abb. 34). Der Primärkreis wird wieder wie vorher elektrisch angestoßen und gibt seine Energie an den Sekundärkreis ab. Durch bessere Abkühlung

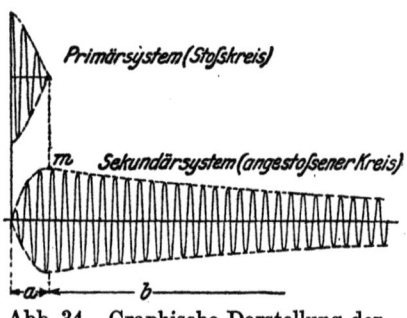

Abb. 34. Graphische Darstellung der Stoßfunkenerregung.

der Funkenstrecke und der dadurch bedingten schnelleren Entionisierung kann der Primärkreis nicht wieder angestoßen werden und der Sekundärkreis muß normal (wie ein einfaches Pendel) ausschwingen. Diesen Vorgang zeigt uns die Abb. 34. Es ist klar, daß

Die elektrische Schwingung in graphischer Darstellung. 35

hier nicht so viel Energie verloren gehen kann wie bei der Braunschen Erregung, da das verlustbringende Hin- und Herwandern der Schwingungen wegfällt.

Diese Kurven sowie alle nieder- und hochfrequenten Schwingungserscheinungen können praktisch durch „Oszillographen" aufgenommen werden. Ein Eingehen auf diese Apparate würde zu weit führen. Näheres ist in dem Buche „Radiotelegraphisches Praktikum" von Rein-Wirtz, Verlag von Julius Springer, Berlin, zu finden.

Wir wollen nun den Begriff „Resonanz" in das Gewand der graphischen Darstellung zu kleiden versuchen, um aus der bildlichen Form besser als aus weitschweifigen Erklärungen ihr Wesen zu erkennen.

Die induktive Kopplung, die wir eben kennengelernt haben, war ein Mittel für die Energieübertragung von einem elektrischen Schwingungskreis auf einen anderen. Wird durch „Abstimmen" des einen Schwingungskreises auf den anderen ein Maximum der Energieübertragung erreicht, so sagen wir, die beiden Kreise sind in Resonanz, d. h. die Eigenfrequenz (Eigenwellenlänge) des erregten Kreises ist gleich der Frequenz (Wellenlänge) der aufgenommenen (empfangenen) Schwingungen. Schalten wir in unseren erregten Schwingungskreis ein Energieanzeigeinstrument, so zeigt dieses beim Abstimmen (also beim Ändern der Kapazität C des Drehkondensators) einen höchsten Wert der übertragenen Energie E: den Resonanzwert. Tragen wir die Energiewerte, die

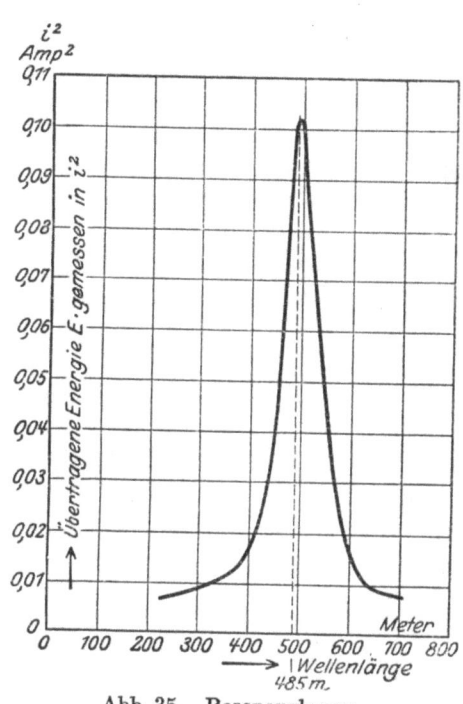

Abb. 35. Resonanzkurve.

3*

uns das Instrument anzeigt, über der Wellenlänge λ oder über den Kapazitätswerten C des Abstimmdrehkondensators auf, so erhalten wir die Resonanzkurve (Abb. 35). Die Energie wird in der Form von i^2, dem Quadrat der im Kreis auftretenden Stromstärke i, aufgenommen. Die Kurve sagt uns, daß bei einer Wellenlänge von 250 m eine geringe Energie übertragen wird; sie steigt bei Vergrößerung der Wellenlänge bis zu einem Höchstwerte bei $\lambda = 485$ m (München), um dann beim Weiterdrehen des Drehkondensatorknopfes (weiterer Vergrößerung von λ) wieder abzunehmen. Die Schwingungen der erregenden Energie hatten also die Wellenlänge $\lambda = 485$ m; dem zu erregenden (Empfangs-) Kreis vermochten wir durch die Kapazitätsveränderung des Drehkondensators Eigenwellenlängen von 250 bis 700 m zu geben.

Wird von zwei elektrischen Schwingungskreisen, von denen der eine der erregende (Primär-), der andere der erregte (Sekundär-) Kreis ist, die Resonanzkurve aufgenommen, so kann aus dieser die Dämpfung der beiden Kreise bestimmt werden (s. Nesper,

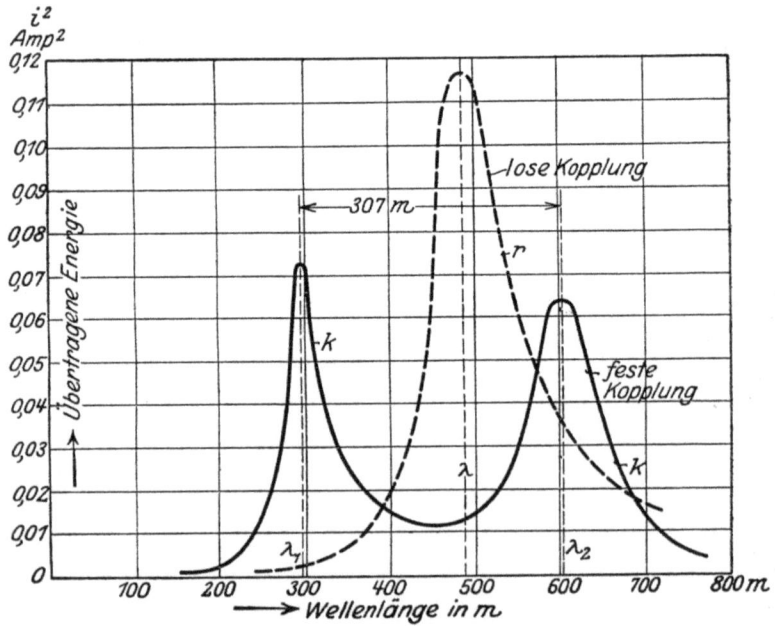

Abb. 36. Kopplungswellen k bei fester, und Resonanzkurve r bei loser Kopplung zweier induktiv verbundener Schwingungssysteme.

„Der Radioamateur"). Außerdem können wir aus dem Verlauf der Kurve auf den Grad der Kopplung, mit dem die beiden Kreise verbunden sind, oder, falls die Kurve anormalen Verlauf hat, auf Unregelmäßigkeiten und Fehler in der Apparatur schließen.

Die Aufnahme der besprochenen Resonanzkurve muß bei loser Kopplung erfolgen. Ist die Kopplung fest (Spulen dicht beisammen), so erhalten wir bei Energieübertragung von einem erregten Primärkreis I mit der Wellenlänge λ auf einen Sekundärkreis II als Resonanzkurvenbild zwei Maxima (Abb. 36) bei den Wellen λ_1 und λ_2. Diese beiden Wellen rücken um so mehr zusammen, je loser die Kopplung gemacht wird bis sie sich zu einer Welle λ (der wirklichen Resonanzwelle) vereinen. Die Erscheinung der beiden „Kopplungswellen" ist mit dem Auftreten einer Schwebung in Zusammenhang zu bringen; eine Erklärung dafür läßt sich aus der graphischen Darstellung Abb. 33 finden.

Der Grad der Kopplung, von dem wir in diesem Abschnitt sprachen, findet seinen zahlenmäßigen Ausdruck in dem Kopplungsfaktor.

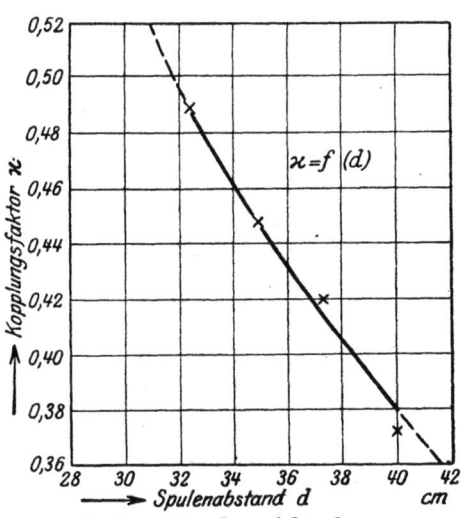

Abb. 37. Kopplungsfaktorkurve.

Die Größe des Kopplungsfaktors wird unter anderem durch die örtliche Lage der beiden Spulen zueinander (Spulenabstand) bedingt. Abb. 37 zeigt die Abhängigkeit des Kopplungsfaktors $\varkappa$ von der Entfernung d zweier Spulen voneinander[1]). Die Spulen haben die Größe $L_1 = 1{,}005 \cdot 10^6$ cm und $L_2 = 1{,}352 \cdot 10^6$ cm. Das graphische Bild Abb. 37 zeigt ein allmähliches Fallen der Kopplungsfaktorgröße mit wachsendem Abstand. Die

---

[1]) Die Werte für die graphische Darstellung (Abb. 37) sind einer Tabelle aus „Radiotelegr. Praktikum" v. Rein-Wirtz, Verlag Julius Springer, Berlin, entnommen.

Kurve k nähert sich asymptotisch der Abszissenachse. Bemerkenswert bei dieser Darstellung ist die Unterdrückung des Nullpunktes, d. h. der Maßstab für beide Koordinatenachsen beginnt nicht mit Null, sondern einmal (auf der Abszissenachse) mit der Abstandsgröße $d = 28$ cm und auf der Ordinatenachse mit dem Kopplungsfaktor $\varkappa = 0{,}36$. Es erscheint jedoch ratsam, nur in dringenden Fällen von diesem Verfahren Gebrauch zu machen, da man sich bei einer Darstellung in dieser Form leicht ein falsches Bild von dem Kurvenverlauf macht.

Der Grad der Kopplung ist von großem Einfluß auf die Empfangslautstärke, Selektivität und Störbefreiung bei Empfängern mit derart gekoppelten Kreisen. Seine Größe hängt außer von dem Abstande d (s. oben) noch von der Größe der Selbstinduktionen der beiden Kopplungsspulen ab.

c) Die Vorgänge in der Elektronenröhre in graphischer Darstellung.

Wir haben schon viel von der Steilheit, dem Durchgriff, dem inneren Widerstand und der Güte einer Elektronenröhre gehört und fanden diese Begriffe bei der Beurteilung und Anwendung der Röhren als wichtige und maßgebende Faktoren in den Vordergrund gestellt. Ein wirkliches Bild von diesen Begriffen gewinnen wir erst durch die graphischen Darstellungen („Kennlinien" oder „Charakteristiken"), aus denen diese Größen abgeleitet werden und ihr Zusammenhang untereinander und mit den Vorgängen in der Röhre erkannt wird. Das physikalische Verhalten der Elektronenröhren bietet daher in seiner Übertragung in Kennlinien oder Charakteristiken ein nahezu klassisches Beispiel für die Anwendung der graphischen Darstellung in der Radiotechnik.

Wir wollen in diesem Abschnitt die Röhre einer näheren graphischen Untersuchung unterziehen, um dabei vor allem die obengenannten Begriffe zu analysieren.

Zunächst denken wir uns eine Röhre ohne Gitter, eine Röhre also, die nur den Heizfaden als Kathode und die übliche Anode enthält. Zur Bestimmung der variablen Größen für die folgenden graphischen Darstellungen bedienen wir uns der in Abb. 38 angedeuteten Schaltung. Diese Schaltung enthält drei Meßinstrumente I_a, I_h und E_a, welche drei veränderliche Größen anzeigen. B_a ist die uns bekannte Anodenbatterie, von der wir verschiedene

Die Vorgänge in der Elektronenröhre in graphischer Darstellung. 39

Spannungen abzapfen können. Sie liegt mit ihrem Pluspol an der Anode A und mit ihrem Minuspol an dem Heizfaden (Kathode) K. Der Heizfaden wird durch die Heizbatterie B_h zum Glühen gebracht; der Heizstrom und damit die Temperatur des Heizfadens kann durch den Regulierwiderstand W verändert werden. In dem Anodenstromkreis liegt ein Amperemeter I_a; im Heizstromkreis ein zweites Amperemeter I_h. Die Anodenspannung wird durch das Voltmeter E_a gemessen. Wir können in dieser Anordnung die Anodenspannung e_a durch Stöpselung und die Heizstromstärke i_h des Heizstromkreises mit dem Regulierwiderstand W willkürlich (unabhängig von anderen Größen) ändern.

Zuerst wollen wir feststellen, wie sich der Anodenstrom i_a verhält, wenn wir die Anodenspannung e_a verändern und zwar bei verschiedenen aber jedesmal konstanten Heizstromstärken i_h. Es ist hier zweifellos e_a die unab-

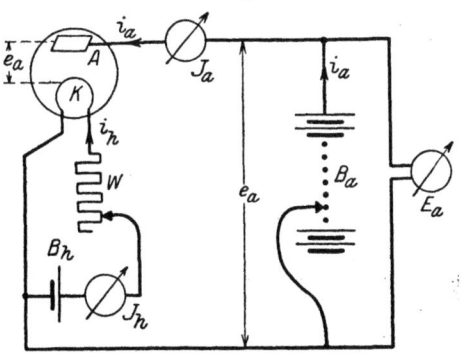

Abb. 38. Schaltbild für die Aufnahme der Kurven $i_a = f(e_a)$ und $i_a = f(i_h)$.

hängige Veränderliche, während i_a als abhängige Veränderliche fungiert. Wir tragen also auf der Abszissenachse e_a in Volt, auf der Ordinatenachse i_a (in Milliampere) ab. Bei einer bestimmten, konstant zu haltenden Heizstromstärke i_a, etwa 0,4 Amp., beginnen wir mit der Aufzeichnung unserer Werte. Die Wertezahlen, die wir bei der Durchführung unseres Experimentes erhalten, tragen wir in eine Tabelle ein und zwar für verschiedene, jedesmal konstant bleibende Heizstromwerte i_h. Das Versuchsergebnis in zahlenmäßiger Darstellung ist aus Tabelle 5 zu ersehen.

Tabelle 5.

e_a in Volt	i_a in Milliamp. bei $i_h =$		
	0,40	0,45	0,55 Amp.
0	0,0	0,0	0,0
18	1,2	1,2	1,2
36	1,9	3,4	4,8
45	2,0	4,6	7,2
54	2,0	5,2	9,0
63	2,0	5,5	10,6
78	1,9	5,8	12,9

Dieses Ergebnis wird für uns erst wertvoll, wenn wir es durch die graphische Darstellung verbildlichen. Wir erhalten in Abb. 39 die drei Kurven für die drei Heizstromstärken $i_h = 0{,}4$, $0{,}45$ und $0{,}55$ Amp. Das Charakteristikum dieser Kurven ist das Erreichen eines Maximums des Anodenstroms i_a, denn wir sehen an dem Horizontalverlauf der Linien, daß i_a trotz Erhöhung von e_a keine höheren Werte annimmt. (Auch die Kurve III, bei der diese Erscheinung in Abb. 39 nicht zum Ausdruck kommt, würde bei weiterer Erhöhung der Anodenspannung einen Maximalbetrag für i_a erreichen.) Abhängig ist der Maximal- oder Sättigungsstrom i_s nur von der Heizstromstärke (Fadentemperatur). Diese Erscheinung erklärt sich aus der Tatsache, daß eine bestimmte Temperatur des Heizfadens ein Maximum an Elektronen zu liefern vermag, und daß dieses Maximum von einer bestimmten Anodenspannung an vollständig aufgeschluckt wird; eine Erhöhung der Anodenspannung kann naturgemäß nicht mehr Elektronen wegführen als tatsächlich vorhanden sind. Weiterhin ist bei dieser graphischen Darstellung noch bemerkenswert, daß die Kurven mit wachsendem i_h immer steiler werden.

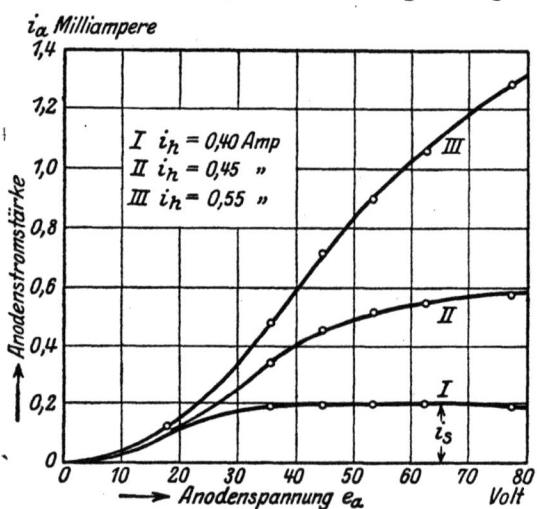

Abb. 39. Graphische Darstellung des Anodenstromes i_a in Abhängigkeit von der Anodenspannung e_a.

Wir sehen aus diesem einfachen Beispiel, wieviel mehr uns ein Versuchsergebnis in dieser graphischen Form zu sagen vermag als in Tabellenform (vgl. Tabelle und Kurve). Während die Tabelle 5 allein nur tote und nichtssagende Zahlenreihen wiedergibt, erschließt sich aus den Kurven eine Fülle von Erkenntnissen, die teils neu, teils eine Bestätigung wissenschaftlicher Hypothesen sind.

Die Vorgänge in der Elektronenröhre in graphischer Darstellung. 41

Im vorigen Beispiel wurde durch die drei i_h-Werte die Abhängigkeit der Anodenstromstärke i_a von dieser Größe angedeutet. Es wäre nun interessant zu wissen, wie sich diese Abhängigkeit in kontinuierlicher Form gestaltet; wir könnten also fragen, wie sich der Anodenstrom i_a verhalten würde, wenn wir die Heizstromstärke und damit die Temperatur bei konstant bleibender Anodenspannung e_a veränderten. Diese Frage kann leicht beantwortet werden, wenn wir verschiedene Versuchsreihen für verschiedene, jedesmal konstant zu haltende Anodenspannungswerte aufnehmen. Es würde nun zu weit führen, wenn wir die zu jeder graphischen Darstellung gehörigen Zahlentabellen angeben würden. Wir beschränken uns (bis auf einige wichtige Fälle) in Zukunft auf die bloße Wiedergabe der graphischen Darstellung.

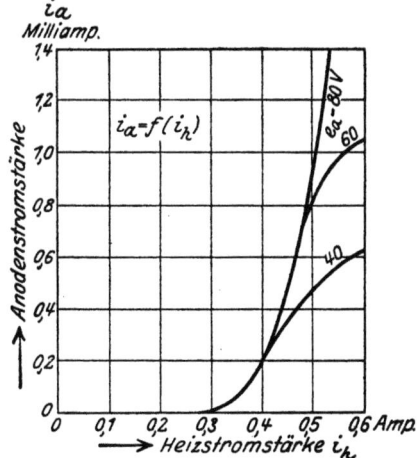

Abb. 40. Abhängigkeit des Anodenstromes i_a von der Heizstromstärke i_h.

Unsere Frage wird nun durch das Kurvenbild (Abb. 40) beantwortet. Hier ist auf der Abszissenachse die Heizstromstärke aufgetragen worden. Besser wäre es, wenn man statt der Heizstromstärke die Fadentemperatur auftragen könnte, da diese Größe der maßgebende Faktor für die Größe des Anodenstromes ist. Da aber die direkte Messung der Fadentemperatur mit Schwierigkeiten verbunden ist, andererseits aber die Heizstromstärke mit der Fadentemperatur in dem Untersuchungsbereich in einem bestimmten, nahezu linearen Zusammenhang steht, ist es bequemer und praktischer, i_h als unabhängige Veränderliche zu wählen. Auf der Ordinatenachse sind wieder (wie vorher) die Anodenstromstärken aufgetragen.

Abb. 40 zeigt uns die graphische Darstellung für drei konstante Anodenspannungswerte: $e_a = 40$, 60 und 80 Volt. Der Anodenstrom beginnt nach dieser Darstellung erst bei einer bestimmten Heizstromstärke (0,28 Amp.) zu fließen. Auch hier beobachten wir einen von der Anodenspannung abhängigen Grenzwert für den Anodenstrom; er liegt um so höher, je höher die Anodenspannung e_a genommen wird. Für hohe Anodenspannungsbereiche stellt die Kurve in ihrem unteren Verlauf den Sättigungsstrom i_s in Abhängigkeit von dem Heizstrom i_h dar (s. Abb. 39). Wir könnten also den Sättigungsstrom durch Erhöhung der Heizstromstärke vergrößern.

Es sei hier noch erwähnt, daß der Anstieg des Sättigungsstromes bei hoher Temperatur (Heizstromstärke) in grober Annäherung einer Exponentialfunktion (s. Teil I dieses Buches) folgt (Barkhausen).

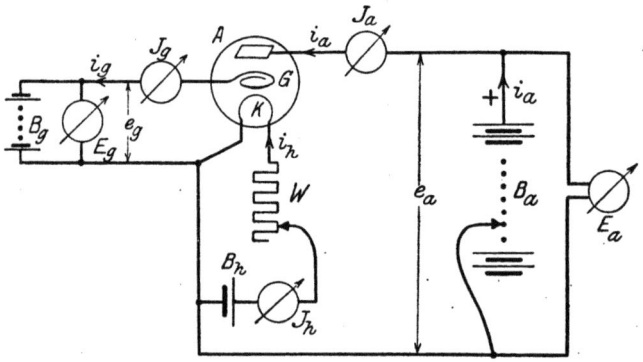

Abb. 41. Schaltbild für die Aufnahme der Röhrencharakteristiken.

In den beiden Beispielen hatten wir das Gitter, das bei unseren Elektronenröhren eine wichtige Rolle spielt, vollständig ausgeschaltet, da wir das Verhalten des reinen Anodenstromes i_a bei Änderungen von e_a und i_h studieren wollten. In den nun folgenden graphischen Darstellungen wollen wir die Erscheinungen, wie sie bei den in der Praxis angewandten Elektronenröhren auftreten, einer näheren Betrachtung unterziehen. Bei den Untersuchungen tritt zu den beiden bisher behandelten Elektroden als dritte das Gitter hinzu, dessen besondere Funktion in der Reihe der zahlreichen Aufgaben, die die Röhre als Sende- oder Empfangselement zu erfüllen hat, bekannt ist. Bei der Untersuchung der Röhre mit Gitter bedienen wir uns der Schaltung, wie sie in Abb. 41 angedeutet ist. Die Abbildung unterscheidet sich von dem ersten Schaltschema (Abb. 38) durch das Hinzutreten einer Spannungsquelle B_g (Batterie), die an das Gitter und den Heizfaden gelegt

Die Vorgänge in der Elektronenröhre in graphischer Darstellung. 43

wird. Ein Spannungsmesser E_g und ein Strommesser I_g gestatten die Ablesung von Gitterspannung e_g und Gitterstromstärke i_g. Es treten also als neue variable Größen e_g und i_g auf, die in einem bestimmten Abhängigkeitsverhältnis zu den bisher behandelten Veränderlichen stehen. Auf den Strom i_a, den wir Anodenstrom nannten, muß nunmehr außer der Anodenspannung e_a auch die Gitterspannung einen Einfluß haben; den Gesamtstrom, den unter

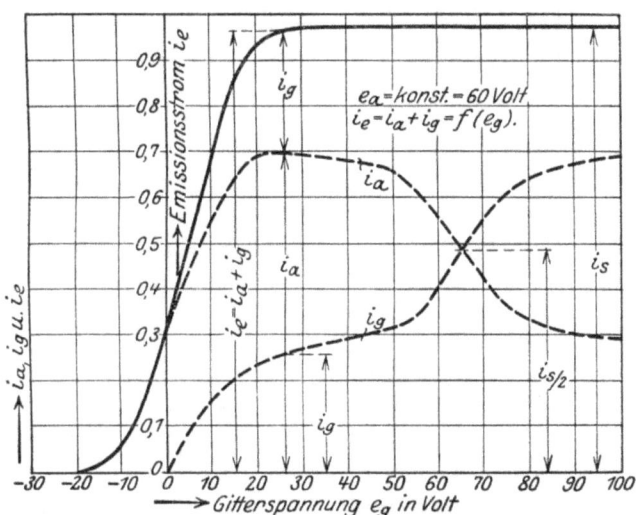

Abb. 42. Gitterstromstärke i_g, Anodenstromstärke i_a und Emissionsstromstärke $i_e = i_a + i_g$ in Abhängigkeit von der Gitterspannung e_g.

diesem Einfluß die Glühkathode emittiert (auswirft), nennen wir Emissionsstrom i_e. Der Emissionsstrom i_e ist:

$$i_e = i_a + i_g;$$

die Kurve, welche die Abhängigkeit des Emissionsstromes i_e von der Gitterspannung e_g darstellt, ist eine der wichtigsten Röhrencharakteristiken. Sie ist in Abb. 42 für eine normale Röhre bei konstanter Anodenspannung $e_a = 50$ Volt aufgenommen. Bei der Aufnahme dieser Kurve gehen wir so vor, daß wir, mit einem negativen Gitterspannungswert e_g anfangend, schrittweise i_g und i_a ablesen und in unser Koordinatennetz eintragen. Wir sehen, daß bei negativen e_g-Werten keine Gitterstromwerte i_g auftreten, sondern daß nur der Anodenstrommesser I_a ausschlägt. Erst bei positiver Gitterspannung e_g beginnt der Strommesser J_g Werte für die Gitterstromstärke i_g anzuzeigen. Wir erhalten in unserer graphischen Darstellung die beiden Kurven i_g und i_a (gestrichelt gezeichnet). Gemäß der oben angeführten Gleichung $i_e = i_g + i_a$ summieren wir die Ordinaten der beiden gestrichelten Kurven (was sich am besten durch einfaches Streckenantragen mit Hilfe eines Zirkels bewerkstelligen läßt) und erhalten dadurch Punkte für die eigentliche Kennlinie $i_e = f(e)_g$, die durch die dick ausgezogene Kurve in Abb. 42 dargestellt ist. Wir haben auch hier wieder aus denselben Gründen wie bei den ersten Beispielen den Sättigungsstrom i_s, d. h. eine Erhöhung von e_g vermag den i_e-Betrag nicht zu vergrößern.

Betrachten wir nun unsere Röhre als Verstärkerröhre, so ist i_g gleich Null, weil wir dem Gitter eine starke negative „Vorspannung" geben, so daß e_g dauernd negativ bleibt; i_e ist dann gleich i_a. Wir nehmen nun für eine solche Röhre die Kennlinie auf, worunter wir, wie wir oben ausführten, die graphische Abhängigkeit der Emissionsstromstärke (in diesem Falle also der Anodenstromstärke) von der Gitterspannung verstanden. Wir erhalten die Kurve in Abb. 43. Die Heizstromstärke i_h und die Anodenspannung e_a sind konstant.

Die Kennlinie zeigt, daß bei einer bestimmten Gitterspannung (— 5 Volt) der Anodenstrom zu fließen beginnt und bei + 9 Volt etwa die Sättigungsstromstärke erreicht. Dazwischen liegt ein nahezu geradlinig ansteigendes Kurvenstück.

Wir fragen uns nun, unter welchen Bedingungen die beste Verstärkerwirkung mit unserer Röhre erreicht wird. Diese Frage ist mit Hilfe der Kennlinie leicht zu beantworten. Eine Änderung der Gitterspannungsgröße e_g von — 1 bis + 2 Volt, um 3 Volt also (s. Abb. 43), würde eine Änderung der Anodenstromstärke i_a von 0,2 bis 0,55 Milliamp., also um 0,35 Milliamp., hervorrufen. Es ist offenbar, daß die Änderung der Anodenstromstärke i_a um so größer ist, je steiler das gerade Kennlinienstück verläuft. Würden wir an das Gitter unserer Röhre eine Wechselspannung mit dem Amplitudenwert von 3 Volt legen, so würde sich nach obiger Ausführung dem Anodengleichstrom ein Wechselstrom mit dem Amplitudenwert von 0,35 Milliamp. überlagern. Für eine gute Verstärkung ist es also wichtig (wie auch die graphische Darstellung Abb. 43 zeigt), daß an einem Punkte der Kennlinie ge-

Die Vorgänge in der Elektronenröhre in graphischer Darstellung. 45

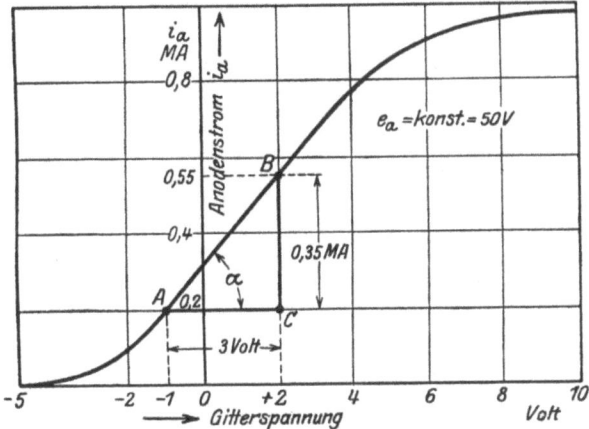

Abb. 43. Bestimmung der Steilheit S auf graphischem Wege.

arbeitet wird, wo sie am steilsten verläuft, wo ihre „Steilheit" S möglichst groß ist. Aus unserer Kennlinie ergibt sich, daß die Steilheit um so größer ist, je größer der Tangens des Winkels α ist oder (für Nichtmathematiker): die Kennlinie verläuft um so steiler, je kleiner AC bei gleichbleibendem BC, oder je größer BC bei gleichbleibendem AC ist. Es ist in unserem Falle (s. Abb. 43)

$$\text{Steilheit } S = \frac{\text{Anodenstromänderung } i_a}{\text{Gitterspannungsänderung } e_g}$$
$$= \operatorname{tg} \alpha = \frac{BC}{AC}$$
$$= \frac{0{,}35 \cdot 10^{-3} \text{ Amp.}}{3{,}0 \text{ Volt}} = 0{,}12 \frac{\text{MA}}{\text{Volt}}.$$

Wir sehen also, daß wir aus der Kennlinie den günstigsten Arbeitspunkt für unsere Röhre ermitteln können.

Nehmen wir die Kennlinien einer Röhre für verschiedene konstant zu haltende Anodenspannungen e_a auf, so erhalten wir eine Schar von Kennlinien, die gegeneinander horizontal verschoben sind (Abb. 44). Die Kennlinien liegen um so weiter nach links, je höher ihre Anodenspannungen sind.

Die Abb. 44 zeigt uns die graphische Darstellung dieses Abhängigkeitsverhältnisses für $e_a = 0$, 160 und 250 Volt. Aus diesen Kennlinien läßt sich eine wichtige Größe, der Durchgriff D, ableiten und bestimmen. D ist eine Verhältnisgröße, die sich aus zwei der Charakteristik (Abb. 44) zu entnehmenden Strecken

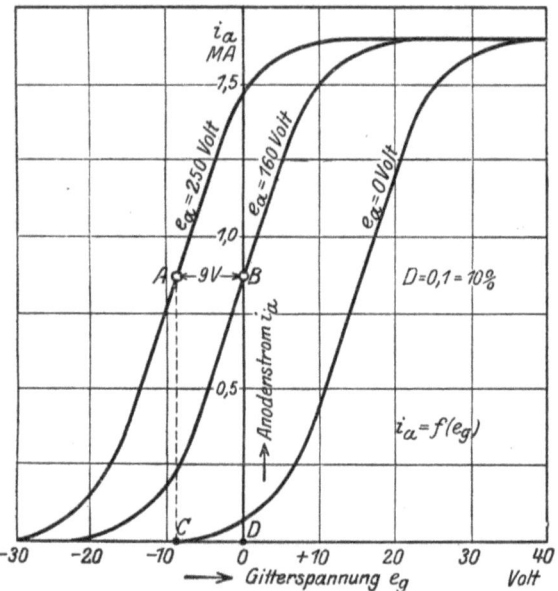

Abb. 44. Bestimmung des Durchgriffs D auf graphischem Wege.

ergibt. Der Durchgriff D wird nämlich dargestellt durch das Verhältnis der Gitterspannungsänderung zu derjenigen Anodenspannungsänderung, die notwendig ist, um nach einer Änderung von e_g den Anodenstrom i_a wieder auf die ursprüngliche Größe zu bringen. D ist also gleich dem horizontalen Abstand (Abszissenabstand) zweier Kennlinien (z. B. der 160 und 250 Volt-Kennlinie) — in unserem Falle $AB = 9$ Volt (Abszissenstrecke CD) dividiert durch die Anodenspannungsänderung $250 - 160$ Volt $= 90$ Volt; es gilt also:

$$D = \frac{9 \text{ Volt}}{90 \text{ Volt}} = 0{,}1 = 10^0/_0.$$

Aus der Definition des „inneren Widerstandes R_i" der Röhre sowie aus der mathematischen Ableitung dieses Begriffes ergibt sich der auch für Bestimmungszwecke von R_i geltende Quotient

$$R_i = \left(\frac{\delta e_a}{\delta i_a}\right)_{e_g},$$

d. h. bei konstanter Gitterspannung e_g ist das Verhältnis der Änderung δe_a zu der entsprechenden δi_a (δ gilt als Änderungszeichen) zahlenmäßig gleich dem inneren Widerstand der Röhre. Wir brauchen also dazu die graphische Darstellung der Funktion $i_a = f(e_a)$. Diese Kurve, bei der also auf der Ordinatenachse der Anodenstrom i_a, auf der Abszissenachse die Anodenspannung e_a aufgetragen werden, hatten wir uns als erstes Beispiel (für drei konstante Heizstromstärken) aufgezeichnet. Wir entwerfen die dritte Kurve (Heizstromstärke $i_h = 0{,}55$ Amp.) für unseren be-

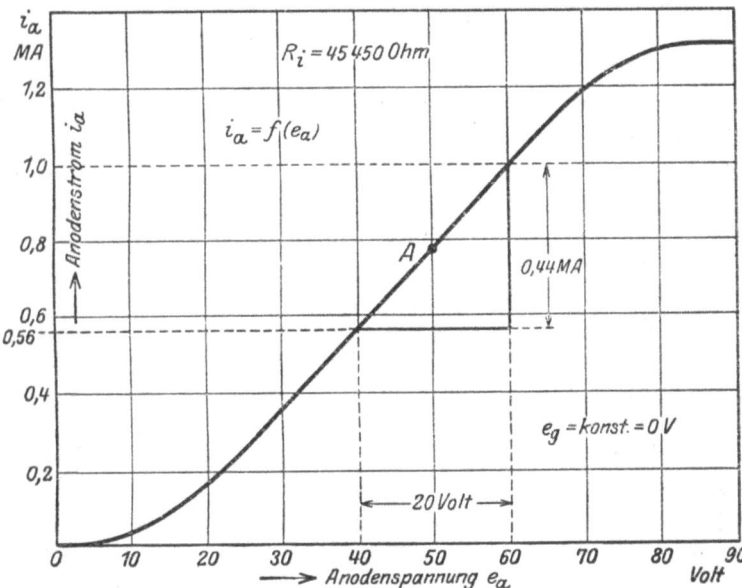

Abb. 45. Bestimmung des inneren Röhrenwiderstandes R_i auf graphischem Wege.

sonderen Zweck, für die Bestimmung des inneren Widerstandes nämlich, noch einmal. Die Zahlenwerte entnehmen wir der Tabelle 5, S. 39. Als graphische Darstellung erhalten wir die Kurve in Abb. 45. Wir greifen uns einen günstig gelegenen Arbeitspunkt A heraus (günstig, weil auf einem steilen, gerade verlaufenden Kurvenstück liegend), und stellen rein zahlenmäßig die bei ihm liegenden Größen zweier zueinander gehörenden Koordinatenstücke fest. Wir haben für

δe_a: $60-40$ Volt $= 20$ Volt,
δi_a: $1 \cdot 10^{-3} - 0{,}56 \cdot 10^{-3}$ Amp. $= 0{,}44 \cdot 10^{-3}$ Amp.,

also $R_i = \dfrac{20 \text{ Volt}}{0{,}44 \cdot 10^{-3} \text{ Amp.}} = 45450$ Ohm.

Aus den Kurven ist zu ersehen, daß der Widerstand von der Lage des Punktes A abhängig ist und daß er an den Stellen, an denen die Kurve einen flachen Verlauf hat (im Sättigungsbereich und bei geringer Anodenspannung), sehr große und schließlich auch unendliche Werte annehmen kann.

Die drei Begriffe Steilheit S, Durchgriff D und innerer Widerstand R_i lassen sich zu der Barkhausenschen Röhrenformel vereinigen:

$$S \cdot D \cdot R_i = 1.$$

Kennen wir also zwei von diesen Größen, so ist es ohne weiteres möglich, die dritte aus dieser Gleichung zu berechnen. So lassen sich z. B. aus einer Kennlinienschar (Abb. 44) nach der angedeuteten graphischen Methode Durchgriff D und Steilheit S bestimmen; aus diesen beiden Größen kann mittels obiger Formel R_i berechnet werden.

Die Größen S und D (Steilheit und Durchgriff) geben ein Maß für die ,,Güte" der Röhre. Es ist verständlich, daß die Verstärkung um so besser sein muß, je steiler die Kennlinie, je größer also S ist. Andererseits muß ein großer Durchgriff in diesem Zusammenhang einen ungünstigen Einfluß ausüben, denn D stellt ein Maß für die ,,Anodenrückwirkung" dar, die vermindernd auf den Anodenwechselstrom wirkt. Die Güte der Röhre G_r läßt sich formelmäßig mit den beiden Größen S und D zusammenfassen zu

$$G_r = \dfrac{S}{D} \text{ (Barkhausen)}.$$

Weitere Formeln über die Elektronenröhren finden sich mit Anwendungsbeispielen in dem Bändchen ,,Formeln und Tabellen" von Spreen, 12. Band dieser Bibliothek, Verlag Julius Springer.

Wir wollen nun noch im Rahmen dieses Abschnittes das Beispiel einer logarithmischen graphischen Darstellung bringen, das zwar außerhalb der zusammenhängenden Betrachtungen über die Elektronenröhren liegt, das aber die fruchtbare Vermittlertätigkeit der graphischen Darstellung zwischen Theorie und Praxis zeigt.

Das Zahlenmaterial für dieses Beispiel ist dem Buche ,,Elektronen-Röhren" von Dr. H. Barkhausen, Verlag von S. Hirzel in Leipzig, entnommen.

Die Vorgänge in der Elektronenröhre in graphischer Darstellung. 49

Eine normale graphische Darstellung der Gitterstromstärke in Abhängigkeit von der Gitterspannung bei verschiedenen konstanten Anodenspannungen e_a ergibt für eine Röhre mit gutem Vakuum die Kurvenschar der Abb. 46. Nach einem bestimmten Gesetz, das die Grundlage für das Auftreten der geringen Gitterströme bildet, soll die Abnahme der Gitterströme mit kleiner werdender Gitterspannung einer Exponentialfunktion folgen.

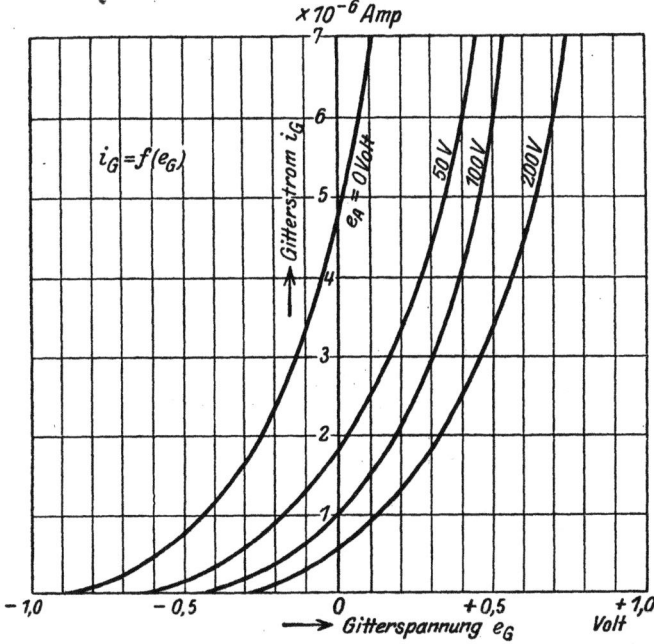

Abb. 46. Lineare graphische Darstellung des Gitterstromes i_G in Abhängigkeit von der Gitterspannung e_G. Vgl. Abb. 47.

Die Kurven müßten also Exponentialkurven darstellen. Dasselbe Abhängigkeitsverhältnis in logarithmischer Darstellung zeigt Abb. 47; in diesem Bilde müßte eine genaue exponentielle Abnahme eine gerade Linie ergeben. Eine Übereinstimmung mit der Theorie, auch hinsichtlich der Steilheit, kann nur im Bereich der kleinen Stromstärken festgestellt werden.

Mit diesem Beispiel wollen wir den Abschnitt c) schließen, obgleich wir bei weitem noch nicht am Ende der Anwendungsmöglichkeiten der graphischen Darstellung in der theoretischen

Behandlung von Elektronenröhren sind. Das Wesentliche ist graphisch zur Genüge beleuchtet worden. Fehlendes und Neues ist in der speziellen Fachliteratur und in den Fachzeitschriften zu finden.

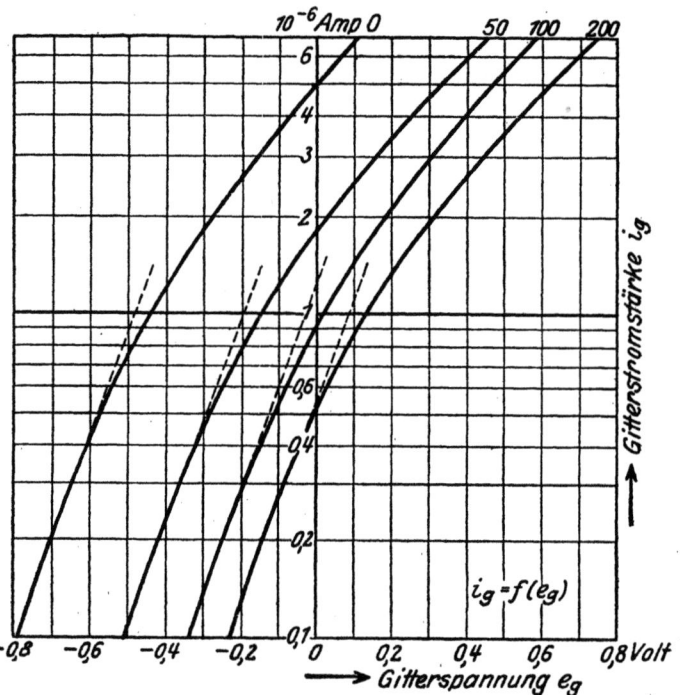

Abb. 47. Logarithmische graphische Darstellung derselben Abhängigkeit $i_g = f(e_g)$ wie in Abb. 46. Vgl. Abb. 46.

d) Der Kristalldetektor.

Charakteristiken oder kennzeichnende graphische Darstellungen von physikalischen Vorgängen in Apparaten haben wir bei der Behandlung der Elektronenröhre kennengelernt. Sie sind zumeist empirischen Ursprungs, weil sich etwaige funktionelle Abhängigkeiten ihrer Kompliziertheit wegen vielfach nicht in Formeln kleiden lassen. Die Charakteristik eines normalen (positiven) Widerstandes ($i = f(e)$) ist einfacher Natur, sie ist eine gerade, nach rechts ansteigende Linie, deren Winkel mit der positiven Richtung der Abszissenachse durch den konstant bleibenden Widerstand W bestimmt ist. Beim Kristalldetektor

Der Kristalldetektor. 51

ergibt dieselbe Abhängigkeit in graphischer Darstellung nicht etwa dieselbe gerade Linie, sondern eine unregelmäßig verlaufende Kurve (s. Abb. 48). Diese Kurve stellt die Charakteristik des Kristalldetektors dar. Nach dieser Kennlinie ändert der Detektor je nach der Größe und dem Vorzeichen der angelegten Spannung seinen Widerstand, da der Strom in keinem linearen Abhängigkeitsverhältnis zu der Spannung steht (wie beim normalen Widerstand).

Der Kurvenverlauf zeigt, daß in einem Bereich von $-0{,}2$ bis $+0{,}2$ Volt kein Strom i fließt, daß also bei diesen angelegten Spannungen der Detektor einen großen Widerstand bilden muß. Wächst die Spannung e in positiver Richtung über 0,2 Volt hinaus, so fließt ein Strom i, der mit wachsendem e schnell größer wird. Der Widerstand nimmt also veränderliche Größen an.

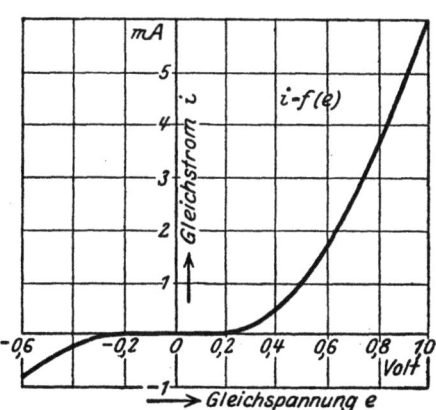

Abb. 48. Gleichstromkennlinie eines Kristalldetektors.

Ähnlich ist es mit negativer Spannungsvergrößerung. Eine an den Kristalldetektor gelegte Wechselspannung könnte also bei geeigneter Lage des Arbeitspunktes in zerhackten Gleichstrom umgewandelt werden. Auf dieser Gleichrichter- oder Ventilwirkung bauen sich die uns allen bekannten Detektorapparate auf.

Die hochfrequenten, von der Sprache oder Musik beeinflußten Schwingungen, die wir mit der Antenne aufnehmen, können ihrer hohen Wechselzahl wegen von dem menschlichen Gehör nicht wahrgenommen werden. Sie müssen daher eine Form erhalten, die ihre Aufnahme durch das menschliche Ohr ermöglicht. Diese Aufgabe übernimmt der Detektor. In dem schematischen graphischen Bild Abb. 49 ist der Vorgang dargestellt. Kurve k ist wieder die Kennlinie. a sind die ankommenden, von der Antenne aufgenommenen modulierten Hochfrequenzschwingungen. Sie werden vermöge der oben geschilderten Gleichrichtereigenschaft des Detektors zur Hälfte „abgehackt", d. h. für den negativen

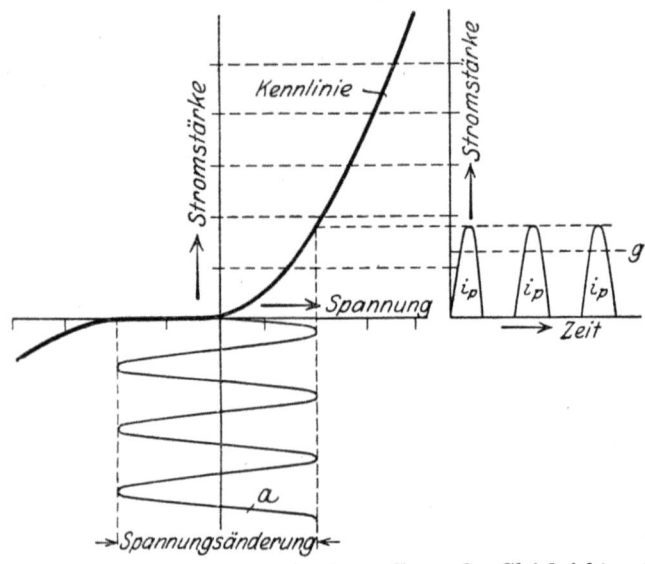

Abb. 49. Schematische graphische Darstellung der Gleichrichterwirkung eines Kristalldetektors.

Teil der angelegten Wechselspannung bildet der Detektor einen praktisch unendlich großen Widerstand. In dem Detektorkreis macht sich nur der Gleichstrom g bemerkbar, der sich aus der Wirkung der Stromstöße i_p ergibt. Dieser Gleichstrom g pulsiert im Rhythmus der den hochfrequenten Schwingungen aufgeprägten Sprach- oder Musikmodulationen und erregt dadurch ein im Detektorkreis liegendes Telephon.

Eine ähnliche Gleichrichterwirkung besitzt auch die Elektronenröhre. Aus einer Kennlinie (z. B. Abb. 43) läßt sich der Vorgang in fast gleicher Weise wie bei dem Kristalldetektor ableiten und erklären.

e) Die Antenne.

Wir hatten im Abschnitt e) des ersten Teiles das polare Koordinatensystem kennengelernt. Ein Anwendungsbeispiel hierzu geben die „Richtcharakteristiken" der Antennen.

Wir wissen, daß eine Rahmenantenne die Eigenschaft besitzt, das Maximum von Empfangsenergie dann aufzunehmen, wenn die Verbindungslinie Sender S — Empfänger (Abb. 50) in der Rahmenebene liegt, wenn also die Rahmenantenne zum Sender

Die Antenne. 53

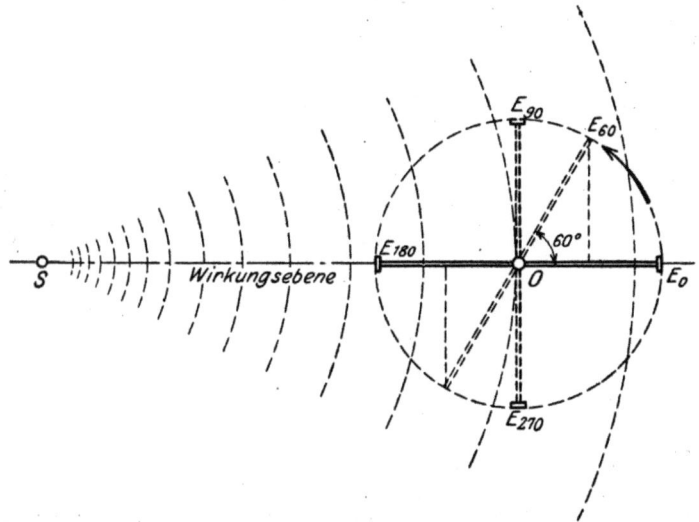

Abb. 50. Schematische Darstellung der Empfangswirkung einer Rahmenantenne (Draufsicht).

zeigt. Der Rahmen nimmt dann die Stellung E_0 bzw. E_{180} ein. In diesem Falle durchflutet ein Maximum von magnetischen Kraftlinien die Rahmenöffnung. Bei einer Drehung um 90° um den Punkt O, also bei der Stellung E_{90} und E_{270} der Rahmenantenne, können die magnetischen Kraftlinien die Rahmenspule nicht mehr beeinflussen; die Projektion der Rahmenöffnung auf die Wirkungsebene (wie wir die Stellung E_0 der Rahmenantenne nennen können) ist gleich Null.

Diese Projektion, die proportional der Empfangsenergiegröße OE ist, ändert sich mit dem Kosinus des Winkels α, den die Rahmenantenne mit der Wirkungsebene bildet. Für die Stellung E_{60} ($\alpha = 60°$) ist also die projizierte Fläche nur halb so groß wie die wirkliche Rahmenöffnung, die empfangene Energie OE_{60} beträgt also die Hälfte der maximalen Energie OE_0.

Diese Abhängigkeit der Empfangsenergie OE von der Rahmenstellung, von dem Winkel α also, wird graphisch dargestellt durch die „Empfangscharakteristik" (Abb. 51). O ist der Drehpunkt der Rahmenantenne, die mit der durch die Strecke OE dargestellten Empfangsenergiegröße zusammenfällt. E bewegt sich bei einer vollen Umdrehung der Rahmenantenne auf zwei Kreisen, die sich im Punkte O berühren. Eine einfache mathematische Überlegung

54 Die Methode der graphischen Darstellung in der Theorie.

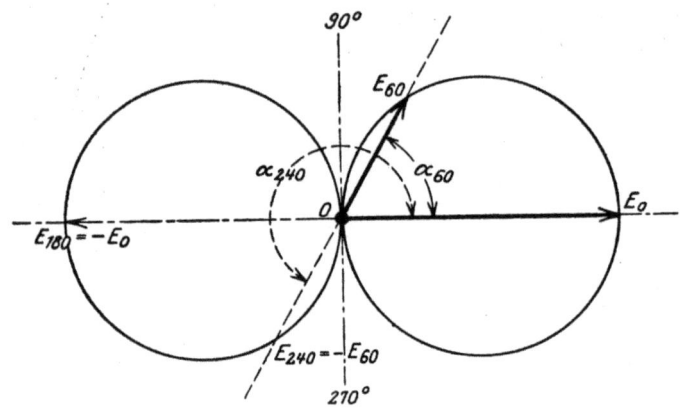

Abb. 51. Empfangscharakteristik einer Rahmenantenne. $OE = f(\alpha)$.

ergibt, daß sich OE mit dem Kosinus des Winkels α ändert, was, wie wir vorher ableiteten, der tatsächlichen Empfangsenergieänderung entspricht. Nach Tabelle 6 erfährt das Vorzeichen der Energiewerte einen Wechsel und zwar dergestalt, daß die Energiestrecken auf dem linken Kreise umgekehrtes Vorzeichen haben.

Tabelle 6.

Stellung d. Rahm.-Ant. α	Werte für OE cos α
0°	+ Gesamtenergie
90°	0
180°	− Gesamtenergie
270°	0
360°	+ Gesamtenergie

Der bei einer Drehung um 180° sich umkehrende Windungssinn der Rahmenspule entspricht dieser Vorzeichenänderung.

Es ist nun nicht schwer, die Empfangscharakteristik der normalen Freiantenne auf Grund derselben Überlegungen abzuleiten. Die normale Freiantenne hat im Gegensatz zur Rahmenantenne keine Richtwirkung. Sie würde also, wenn wir sie wie die Rahmenantenne um einen Punkt O drehen könnten, keinerlei bevorzugte Stellung aufzuweisen haben. Die Empfangsenergie (Strecke OE) bleibt in jeder Drehlage (0° bis 360°) dieselbe. Der Punkt E als Endpunkt der Strecke OE muß also bei der Drehung der Antenne um O einen Kreis mit dem Radius OE beschreiben (s. Abb. 52). Die Empfangscharakteristik der Freiantenne ist demnach ein Kreis.

Lassen wir eine Rahmenantenne und eine Freiantenne zusammen auf eine Empfangsapparatur wirken, so müssen sich die

Wirkungen der beiden Antennen addieren. Es muß sich also eine Empfangscharakteristik ergeben, die sich aus den beiden Kurvenbildern (Abb. 51 und Abb. 52) zusammensetzt. Dabei muß eine Richtwirkung vorhanden sein, da sich die mit der Lage der Rahmenantenne ändernde Energieaufnahme bemerkbar machen muß. Ist die von der Freiantenne aufgenommene Energie größer als die der Rahmenantenne, so erhalten wir die Empfangscharakteristik der Antennenkombination in Abb. 53. Bei $\alpha = 0^0$ summieren sich die beiden Strecken $OE_{f(0)}$ (Freiantenne) und $OE_{r(0)}$ (Rahmenantenne).

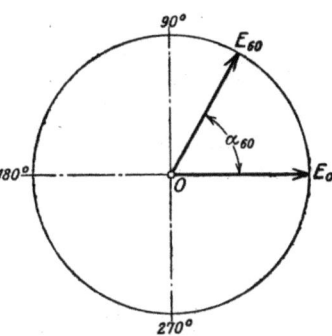

Abb. 52. Empfangscharakteristik einer ungerichteten, offenen Antenne (Freiantenne). $OE = f(\alpha)$.

Die Charakteristik der Kombination muß im Bereiche 270° — 0° — 90° größere Empfangsenergiewerte als eine der beiden Antennen allein ergeben, da in diesem Bereich die Energiewerte der Rahmenantenne und die der Freiantenne

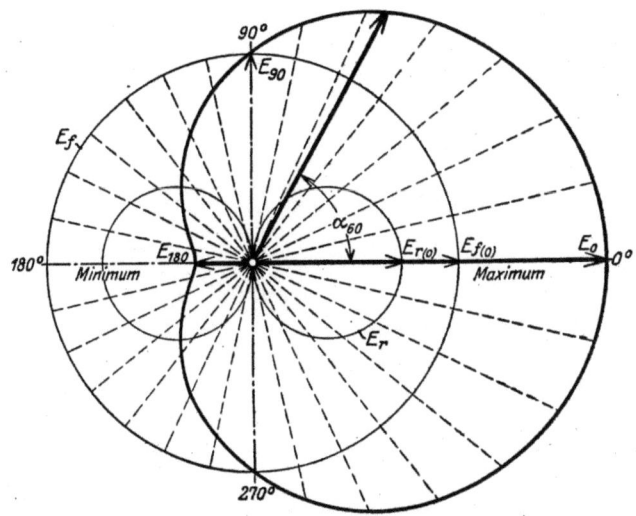

Abb. 53. Empfangscharakteristik einer Antennenkombination von offener (Frei-) und Rahmenantenne. [Die aufgenommene Energie der offenen Antenne (E_f) ist größer als die Maximalenergie $Er_{(o)}$ der Rahmenantenne.]

gleiches Vorzeichen haben sollen. In der Lage 90° — 180° — 270° dagegen haben die Energiewerte der Rahmenantenne entgegengesetzte Vorzeichen (s. oben), sie müssen also von denen der Freiantenne abgezogen werden. Wir haben in diesem Bereich für die Charakteristik der Antennenkombination kleinere Werte als auf der anderen Seite. Die Gesamtcharakteristik für beide Antennen wird durch die dick ausgezogene geschlossene Kurve dargestellt (Abb. 53). Aus ihr ersehen wir, daß bei 0° ein Maximum, bei

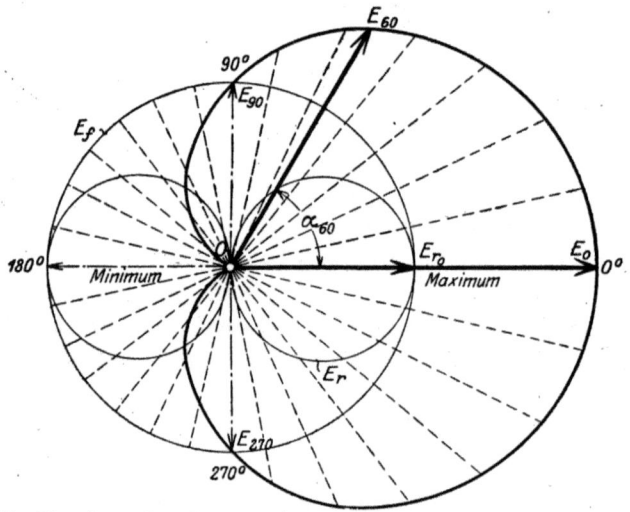

Abb. 54. Empfangscharakteristik einer Antennenkombination von offener (Frei-) und Rahmenantenne. Die aufgenommene Energie der Freiantenne E_f ist ebenso groß wie die Maximalenergie Er_o der Rahmenantenne. Einseitig gerichteter Empfang.

180° ein ausgesprochenes Minimum in der Energieaufnahme vorhanden ist. Schalten wir durch Drehung in die 90° oder 270°-Stellung die Rahmenantenne aus, so wirkt nur noch die Freiantenne mit ihrem Empfangsenergiewert $OE_{f(90)}$.

Wir können nun das Minimum bei 180° vollkommen zu Null werden lassen, wenn wir die Antennen so dimensionieren, daß der günstigste Empfangsenergiewert $OE_{r(0)}$ der Rahmenantenne (Stellung 0°) gleich dem Wert OE_f der Freiantenne wird. In diesem Falle haben wir bei der 180°-Stellung der Rahmenantenne (s. Abb. 54) vollkommene Abblendung einer in dieser Richtung liegenden störenden Station, während eine in der entgegen-

Mittel zur Schaffung von Zwischenwerten. 57

gesetzten Richtung liegende, mit gleicher Wellenlänge arbeitende störungsfrei empfangen werden kann. Diese mit Hilfe der graphischen Darstellung leicht abzuleitenden Erscheinungen macht man sich in der Praxis zunutze. Man kann mit dieser Antennenkombination kräftige und naheliegende störende Stationen zum Schweigen bringen und den auf der Maximumseite liegenden Sender, der dieselbe Wellenlänge haben kann, störungsfrei empfangen. Diese Art der Aufnahme nennt man „einseitig gerichteten Empfang" im Gegensatz zu dem „doppelseitig gerichteten", wie wir ihn bei der Rahmenantenne allein haben.

III. Die Anwendung der Methode der graphischen Darstellung in der Praxis der Radiotechnik.

Den zahlreichen Aufgaben, die der graphischen Darstellung bei der theoretischen Behandlung der Radiotechnik zufielen (Feststellung gesetzmäßiger Beziehungen, Erkennung wissenschaftlicher Zusammenhänge usw.), steht ein ebenso wichtiger Aufgabenkomplex aus der Praxis dieses Gebietes gegenüber. Die Aufgabe, tote Zahlentabellen lebendig zu machen, Zwischenwerte durch Interpolation zu schaffen, vergleichende übersichtliche Gegenüberstellungen mehrerer, auf verschiedenen Wegen gefundener Versuchsresultate zu geben, alles das sind Anwendungsbeispiele für die graphische Darstellung in der Praxis der Radiotechnik.

Vieles davon, was seinen Ursprung in der Praxis hatte, wird zur Theorie, vieles bleibt grobes praktisches Werkzeug ohne dabei von seinem Wert und seinen Vorzügen zu verlieren.

Was die graphische Darstellung für die Praxis der Radiotechnik bedeutet, sollen Anwendungsbeispiele der verschiedensten Art im III. Teil dieses Bändchens erkennen lassen.

a) Die graphische Darstellung als Mittel zur Schaffung von Zwischenwerten. Beispiele für die Anwendung verschiedener Maßstäbe für eine graphische Darstellung.
Vergleichende Gegenüberstellung durch Kurven.

Im Band 8 dieser Bibliothek: „Nomographische Tafeln" von L. Bergmann, wird für die Gleichung $L = \dfrac{39{,}48 \cdot r^2 \cdot n^2 \cdot k}{l}$

ein Nomogramm aufgestellt, mit dessen Hilfe man L bestimmen kann. L ist die Selbstinduktion einer Spule. In der Gleichung sind:

$l =$ Wicklungslänge in cm,
$r =$ mittlerer Radius in cm,
$n =$ Gesamtwindungszahl,
$k =$ Faktor, der vom Verhältnis d/l abhängt, wo $d = 2r =$ mittlerer Spulendurchmesser ist.

Für eine Spule, deren Selbstinduktion L man mit dem Nomogramm bestimmen will, sind alle Größen der Gleichung (l, r, n und d) bis auf den Faktor k durch die Abmessungen der Spule gegeben. Der Faktor k hängt von dem Verhältnis d/l ab. Für diese Abhängigkeit wird in dem erwähnten Band eine Tabelle angegeben, zu der für die Schaffung von Zwischenwerten die Anfertigung einer graphischen Darstellung empfohlen wird. Wir geben hier die Zahlentabelle wieder (Tabelle 7); die graphische Darstellung dazu erhalten wir in der üblichen Weise durch das Auftragen der Zahlenwerte auf den Koordinatenachsen (d/l auf der Abszissen- und k auf der Ordinatenachse) und durch die Verbindung der sich so ergebenden Punkte durch eine stetige Kurve. Das graphische Bild, das wir so erhalten würden, hätte den Nachteil, daß infolge der Steilheit der Kurve im Bereich der niederen Abszissenwerte das Interpolieren sehr ungenaue Zwischenwerte ergäbe. Dieser Nachteil läßt sich beseitigen, wenn wir (bei gleichbleibendem Ordinatenmaßstab) für die niederen Abszissenwerte einen größeren Maßstab wählen, die Abszissenpunkte also auseinanderziehen und dadurch für den bisher ungünstig steilen Verlauf der Kurve eine für Interpolationszwecke günstige Verflachung erzielen. Den Rest der Kurve tragen wir über dem ursprünglichen Abszissenmaßstab auf, wobei für beide Maßstäbe der gleiche Nullpunkt gilt (Abb. 55).

Tabelle 7.

d/l	k
0,00	1,0
0,25	0,9
0,55	0,8
0,95	0,7
1,50	0,6
2,20	0,5
3,40	0,4
5,40	0,3
10,00	0,2
26,00	0,1

Das nomographische Verfahren konnte für das Abhängigkeitsverhältnis $k = f(d/l)$ nicht angewendet werden, weil das Funktionsverhältnis f zwischen den beiden variablen Größen k und d/l nicht bekannt ist. Die Kurvendarstellung nach der Tabelle bereitet keine Schwierigkeiten; sie bildet hier das einzige Mittel, um fehlende Zwischenwerte schnell und sicher zu schaffen.

Ein weiteres Beispiel für die graphische Abhängigkeit eines

Mittel zur Schaffung von Zwischenwerten. 59

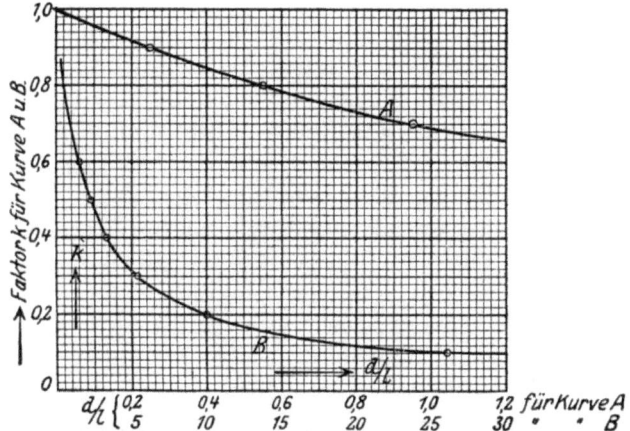

Abb. 55. Graphische Darstellung der Abhängigkeit eines Formelfaktors k von der Verhältniszahl d/l. (Nach Tabelle 7.)

Gleichungsfaktors f von der Verhältniszahl zweier sich mit der Spule ändernden Größen ist die Kurvendarstellung in Abb. 56[1]). Sie bildet gleichzeitig ein Anwendungsbeispiel für das in Abb. 55 angedeutete Verfahren der Kurvenzerstückelung, deren Zweck es

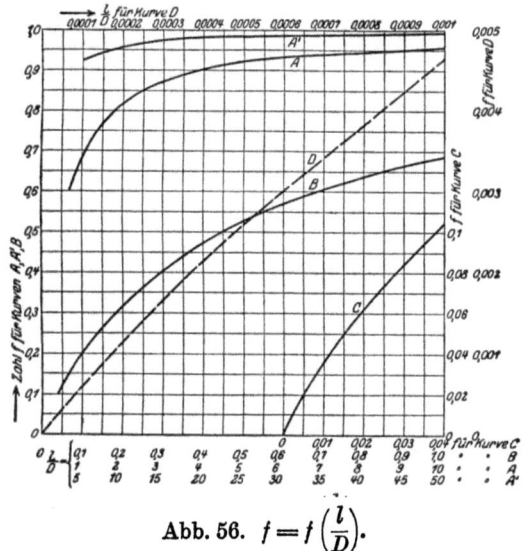

Abb. 56. $f = f\left(\dfrac{l}{D}\right)$.

---

[1]) Dem Band 8 dieser Bibliothek, „Nomographische Tafeln" v. L. Bergmann entnommen.

war, die Interpolationsgenauigkeit zu erhöhen. Bei dieser Darstellung gehen wir noch weiter, indem wir auch für die Ordinate verschiedene Maßstäbe anwenden. Dadurch wird die zusammenhängende Kurve der Funktion $f = f(l/D)$ ebenso wie in dem vorigen Beispiel in einzelne Stücke zerlegt und die Zeichenfläche besser ausgenutzt. Außerdem lassen sich aus den schon angedeuteten Gründen genauere Zwischenwerte ablesen. In dem vorliegenden Beispiel umfaßt die Abszissenachse Werte von l/D in den Bereichen 0 bis 0,001, 0 bis 0,04, 0 bis 1, 0 bis 10 und 0 bis 50, Einteilungen, die den jeweiligen praktischen Bedürfnissen entsprechen. Die zusammengehörigen Maßstäbe auf Abszissen- und Ordinatenachse und die dazugehörigen Kurven sind durch Bezugszeichen miteinander verbunden.

Wir gehen nun zu einem anderen Beispiel über.

Die elektrischen Dimensionen für Selbstinduktionsspulen kann der Radioamateur aus Formeln rechnerisch bestimmen (wenn ihm die Spulenabmessungen bekannt sind), oder er kann sie — was natürlich günstiger ist — durch elektrische Messungen feststellen[1]). Die rechnerische Behandlung dieser Aufgaben wird durch die Benutzung der nomographischen Tafel außerordentlich erleichtert.

Es ist nun wichtig zu wissen, wie weit die Genauigkeit der zur Verfügung stehenden Formeln reicht und wie weit und nach welcher Seite hin diese Werte von den gemessenen abweichen. Diese Frage beantwortet uns wieder die graphische Darstellung, vorausgesetzt, daß Ergebnisse von den verschiedenen Bestimmungsverfahren vorliegen.

Da die Selbstinduktion L einer Spule, deren Abmessungen festliegen, von der Windungszahl n abhängt, sollen bei unseren vergleichenden Betrachtungen die sich ergebenden Selbstinduktionswerte von der Windungszahl n in Abhängigkeit gebracht werden. Es wäre natürlich auch möglich, eine andere in den Gleichungen auftretende unabhängige Veränderliche (wie den Durchmesser D der Spule z. B. oder ihre Länge) zu wählen. Da praktisch jedoch die Spule zumeist in ihren Abmessungen festliegt, und nur die Windungszahl den ausschlaggebenden Faktor darstellt, sehen wir von den anderen Möglichkeiten ab.

---

[1]) S. Band 1 dieser Bibliothek, „Meßtechnik für Radio-Amateure" von E. Nesper.

Für unseren Vergleich wählen wir die Selbstinduktionswerte einer Flachspule, wie sie sich einmal aus einer elektrischen Messung, dann aus einer Gleichung von Korndörfer (s. Rein-Wirtz, „Radiotelegraphisches Praktikum", S. 129) und schließlich aus einer der Zeitschrift „Der Radio-Amateur" entnommenen Gleichung ergeben. Die errechneten bzw. gemessenen L-Werte bewegen sich in den Grenzen, wie sie für den Rundfunk praktisch in Frage kommen. Die Gleichungen lauten:

$L_{cm} = (\pi \cdot D \cdot n)^2 \cdot l \cdot f$ \hspace{1em} Glchg. v. Korndörfer,

$L_{cm} = \dfrac{4\pi^2 \cdot a^2 \cdot n^2}{b+c+r} \cdot 1{,}2$ \hspace{1em} Glchg. aus „Der Radio-Amateur".

Näheres über die Bedeutung der einzelnen Größen ist in der angegebenen Literatur zu finden. Zur Aufnahme unserer Vergleichskurven errechnen wir nach den beiden angegebenen Gleichungen für eine Reihe von Spulen, die sich nur durch ihre Windungszahlen n unterscheiden, die Selbstinduktionswerte L und messen sie außerdem auf elektrischem Wege. Die für jedes n erhaltenen 3 L-Werte tragen wir in eine Tabelle ein (s. Tabelle 8).

Tabelle 8.

Win- dungs- zahl n	L cm $\times 10^5$		
	Gleichung		gemessen
	Korndörfer	„Der Radio-Am."	
10	0,105	0,073	0,091
20	0,355	0,274	0,323
30	0,833	0,624	0,638
40	1,360	1,063	1,125
50	2,010	1,620	1,750
60	2,650	2,380	2,590
70	3,380	3,200	3,460

Abb. 57 zeigt uns die 3 L-Kurven zu dieser Tabelle in vergleichender Gegenüberstellung. Wir erkennen, daß die Übereinstimmung der errechneten Werte mit den gemessenen eine sehr gute ist und daß sich die Werte an einer Stelle (Schnittpunkt zweier Kurven) sogar decken. Wir können uns also ohne Bedenken den Gleichungen im Bereich der aufgenommenen Werte anvertrauen. Wie groß die Abweichungen bei größeren Windungszahlen sind, können wir aus unseren Kurven nicht ersehen; durch Extrapolation außerhalb liegende Werte zu erfassen, erscheint bedenklich und ist nicht zu empfehlen. L nimmt nach den Gleichungen, in denen n als Quadrat erscheint, quadratisch mit n zu. Bei höheren Windungszahlen wächst jedoch die Selbstinduktion linear mit n, was in Abb. 57 noch nicht zum Ausdruck kommt.

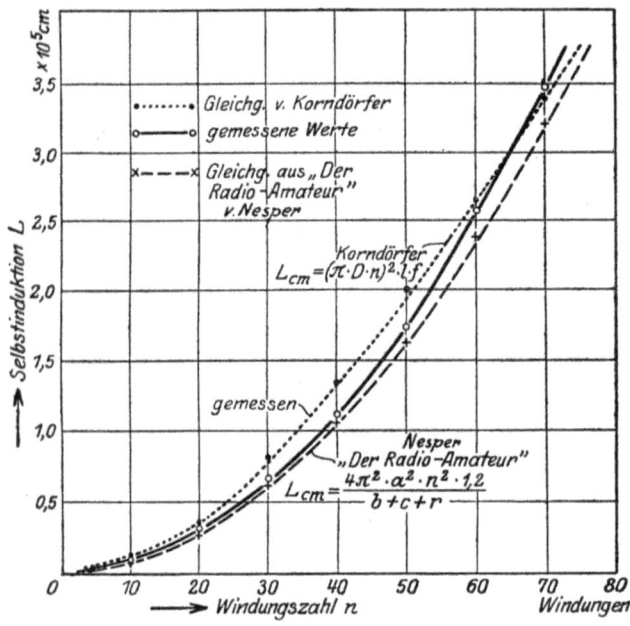

Abb. 57. Vergleichende graphische Darstellung von berechneten und gemessenen Selbstinduktionswerten einer Spule mit verschiedenen Windungszahlen.

b) Eichkurven.

Bei der Abstimmung unseres Empfangsgerätes auf die Wellenlänge einer gewünschten Sendestation verknüpfen wir (hierbei punktweise) den Wellenlängenbegriff mit den Zahlen der Gradeinteilung, die auf dem Drehkondensatorknopf angebracht ist. Wir wissen, daß die Station Hamburg mit der Wellenlänge 395 m bei einer Drehkondensatorstellung von 62°, Frankfurt (470 m) bei 82° und Zürich (515 m) bei 92° zu hören sind. (Die hier angegebenen Zahlen sind natürlich nur Beispielswerte. Sie ändern sich von Fall zu Fall und hängen von der Größe des Kondensators, der Spulen und anderen damit verbundenen elektrischen

Größen ab.) Zwischen Wellenlänge und Drehkondensatorstellung muß ein Abhängigkeitsverhältnis bestehen, da jeder Wellenlänge eine bestimmte unverrückbare Gradzahl zugeordnet ist. Diesem Abhängigkeitsverhältnis können wir, wie wir später ableiten werden, durch eine einfache, beide verknüpfende mathematische Beziehung eine bestimmte funktionelle Form geben. Die Abhängigkeit der Wellenlänge von der Kondensatorstellung läßt sich außerdem graphisch zur Darstellung bringen. Zu diesem Zweck stellen wir eine Tabelle her, in die wir in 3 Kolonnen Kondensatorgrade, Stationen und Wellenlängen in geordneter Reihenfolge eintragen. Je mehr Punkte wir aufnehmen, desto genauer können wir unsere Kurve zeichnen. Für unser Beispiel erhalten wir die Tabelle 9. Hiernach läßt sich die Kurve leicht aufstellen; auf der Abszissenachse werden die Kondensatorgrade, auf der Ordinatenachse die Wellenlängen aufgetragen. Die sich so ergebende graphische Darstellung ist die „Eichkurve" für unsere Drehkondensatorskala (s. Abb. 58).

Tabelle 9.

Kondensator-grade	Stations-name	Wellenlänge m
38	Cassel	288
62	Hamburg	395
68	Breslau	418
82	Frankfurt	470
97	Zürich	515

Nach dieser Kurve lassen sich vernehmbare Stationen, deren Wellenlängen und Bezeichnungen nicht bekannt sind, leicht feststellen und umgekehrt gewünschte Stationen aufsuchen. Die punktierten Endstücke der Kurve deuten den mutmaßlichen Funktionsverlauf der beiden Veränderlichen außerhalb des Empfangsbereiches an, sie stellten also extrapolierte Werte dar. Bemerkenswert bei dieser Kurve ist die Feststellung, daß bei 0° Kondensatorstellung der Wellenlängenwert nicht etwa zu 0 m wird, wie man eigentlich annehmen sollte, sondern die Kurve schneidet die Ordinatenachse bei einem Wert, der nahe bei 100 m liegt. Es muß also trotz der Nullstellung des Kondensators (Stellung, bei welcher in unserem Falle der bewegliche Plattensatz vollständig aus dem feststehenden herausgedreht ist) doch noch Kapazität vorhanden sein.

Das führt uns zu der Frage, wie würde sich die Kapazität des Drehkondensators ändern, wenn wir die Skalenscheibe von 0° bis 180° bewegten? Die Kurve, die dieses Abhängigkeitsverhältnis

64 Die Methode der graphischen Darstellung in der Praxis.

$C = f(\varphi)$ (φ bedeutet den Winkelausschlag oder Kondensatorgrad) darstellen würde, wäre genau wie vorher eine Eichkurve nur mit dem Unterschied, daß wir diesmal unsere Skala auf Kapazitätseinheiten (Farad oder cm) und nicht auf Wellenlängeneinheiten (Meter) eichen. Als graphische Darstellung (Eichkurve)

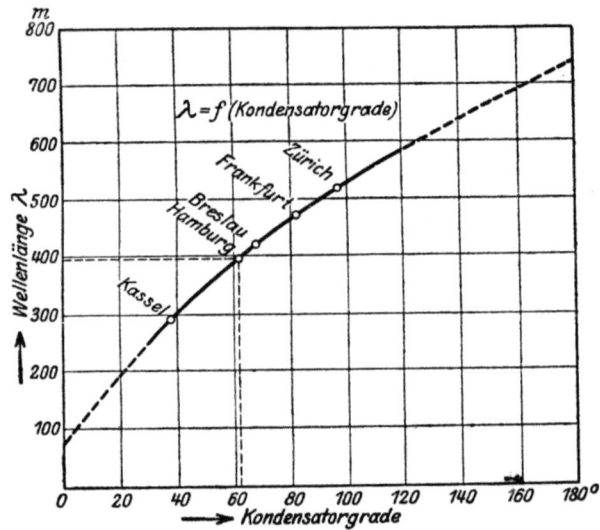

Abb. 58. Eichkurve für die Skalenscheibe eines Drehkondensators für Empfangszwecke.

erhalten wir für die Abhängigkeit $C = f(\varphi)$ praktisch eine nach rechts ansteigende gerade Linie (s. Abb. 59). Die Linie beginnt nicht im Nullpunkt, sondern bei einer Kapazität von 50 cm, d. h. bei völlig herausgedrehtem Plattensatz wird die Kapazität nicht vollständig zu Null. (Vgl. die Eichkurve Abb. 58.)

Bemerkenswert ist bei den beiden eben beschriebenen Eichkurven der Unterschied in der Gestalt und in der Art ihres Verlaufes. Während die letztere, $C = f(\varphi)$, Abb. 59, eine nach rechts ansteigende gerade Linie darstellte, ergab die Wellenlängeneichung (Abb. 58) eine nach oben gekrümmte Kurve. Woraus erklärt sich dieser Unterschied? Diese Frage wollen wir durch eine kleine mathematische Abschweifung zu erklären suchen.

Für jede Stellung φ unseres Drehkondensators mit Luftdielektrikum gilt die bekannte Formel

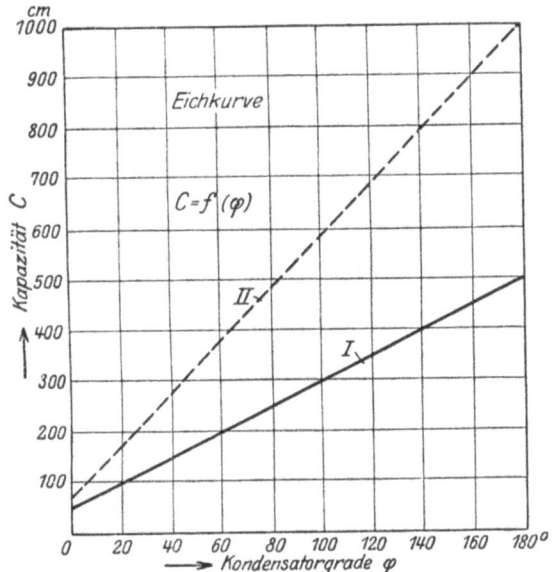

Abb. 59. Eichkurven für zwei verschiedene Drehkondensatoren. ($C = f\,\varphi$).

$$C_\varphi = \frac{(n-1) \cdot F_\varphi}{4 \cdot \pi \cdot d},$$

worin n als Plattenzahl und d als Plattenabstand konstante Größen (bei der Betrachtung eines bestimmten Kondensators) und F_φ die wirksame, von der Skalengradzahl φ abhängige Plattenfläche bedeuten. F_φ ändert sich mit dem Winkelausschlag φ, wie eine einfache mathematische Überlegung zeigt, „linear", d. h. verdoppeln wir den Skalenwinkel φ, so verdoppelt sich auch die Fläche F_φ, verdreifachen wir φ, so verdreifacht sich auch F_φ usw. Im graphischen Bilde ergibt sich für diese Abhängigkeit $F_\varphi = f(\varphi)$ eine nach rechts ansteigende gerade Linie, die durch den Nullpunkt geht (s. Abb. 60). Die gerade Linie ist das Charakteristikum für eine „lineare" Abhängigkeit. Wir wissen also nun, daß sich F_φ linear mit dem Winkel φ ändert; weiter wissen wir aus obiger Formel, daß C_φ nur von F_φ abhängt und daß kein „entstellendes" Funktionszeichen (Kosinus, Wurzel-, Quadratzeichen usw.) das sonst reine Verhältnis zwischen C_φ und F_φ stört. Es muß also, da F_φ und φ durch ein lineares Abhängigkeitsverhältnis verbunden sind, auch zwischen C_φ und φ ein linearer Funktionszusammenhang bestehen, die Eichkurve muß eine nach rechts ansteigende gerade Linie sein. Die konstanten Größen (n und d) können zwar bei einem anderen Drehkondensator (wo sie andere Werte annehmen können) die Steilheit der Eichkurve, aber nicht ihren Charakter beeinflussen.

Bei einem Drehkondensator II, z. B. mit der doppelten Plattenzahl wie bei dem vorigen (sonst aber bei demselben Plattenabstand d), verdoppelt sich die konstante Zahl und wir erhalten eine steilere Kurve. Der maximale C-Wert (bei $\varphi = 180^0$) ist doppelt so groß wie bei dem Drehkondensator I. Als Eichkurve erhalten wir die gestrichelte Linie in Abb. 59.

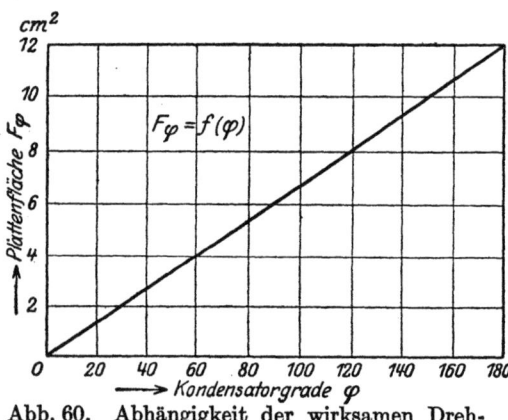

Abb. 60. Abhängigkeit der wirksamen Drehkondensatorplattenfläche F_φ von den Kondensatorgraden φ.

Der Zusammenhang zwischen Wellenlänge λ und Kapazität C wird durch die Formel $\lambda = 2\pi \sqrt{L \cdot C}$ gegeben. L ist der Selbstinduktionswert für die im Schwingungskreis vorhandene Spule; er ist also, da wir die Spule nicht verändern, konstant. Für λ schreiben wir unter Zusammenfassung der konstanten Werte: $\lambda = $ Konstante $\cdot \sqrt{C}$. Das Funktionszeichen ist hier ein Wurzelzeichen, die Abhängigkeit ist also eine quadratische. Die graphische Darstellung dieser Abhängigkeit würde eine nach oben gekrümmte Kurve (ähnlich der Abb. 58) ergeben. Da C im linearen („ungetrübten") Abhängigkeitsverhältnis zu den Kondensatorgraden steht, muß die Wellenlängeneichkurve (Abb. 58) quadratischen Charakter annehmen. Näher hierauf einzugehen würde zu weit führen. Zu erwähnen ist noch, daß sich in Wirklichkeit die Eichkurven mit den mathematischen Kurven nicht decken. Die Abweichungen hängen mit der Bauart des Kondensators und mit den dadurch bedingten zusätzlichen Änderungen der elektrischen Größen zusammen.

Eichkurven können noch in anderen Gestalten und Zusammenhängen aufgenommen werden. So gibt es Eichkurven für die Induktionswerte L zweier gekoppelter Spulen in Abhängigkeit von dem Abstand d der Spulen ($L = f(d)$) oder die Eichkurve eines Meßinstruments und noch viele andere.

Die Anwendung der Eichkurve in der Praxis des experimentierenden Radioamateurs ist letzten Endes nichts weiter als die Anwendung des Interpolationsverfahrens zur schnellen und sicheren Schaffung von Zwischenwerten aus einer Reihe vorhandener, empirisch gewonnener Kurvenpunkte. Die Eichkurve ist zur lückenlosen lebendig gewordenen Tabelle des messenden Ingenieurs geworden und findet in der Meßtechnik als unterstützendes Hilfsmittel die verschiedenartigste Anwendung.

c) Entladekurven von Batterien. Verschiedenes.

Der Entladevorgang in einer Batterie kann durch die graphische Darstellung veranschaulicht werden; die Kurven, die sich hierbei ergeben, nennt man „Entladekurven", weil sie das Verhalten einer Zelle während ihrer Entladung zeigen.

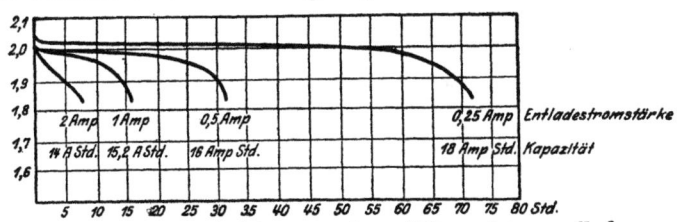

Abb. 61. Entladekurven einer Akkumulatorenzelle.[1]

Die Entladekurve einer kleinen Akkumulatorenzelle gibt uns Abb. 61[1]). Hierin ist die Spannung der Zelle in Abhängigkeit von der Zeit aufgetragen und zwar für vier verschiedene Entladestromstärken. Aus dieser Kurve geht hervor, daß bei geringer Entladestromstärke die Spannung sehr lange konstant bleibt; in diesem Falle (Entladestromstärke 0,25 Ampere) wird die normale Spannung von 2 Volt erst nach 55 Stunden unterschritten. Bei Verdoppelung der Stromstärke, bei 0,5 Ampere also, sinkt die Spannung schon nach 15 Stunden Belastung unter 2 Volt. Noch viel ungünstiger ist das Verhältnis bei noch höheren Entlade-

---

[1]) Abb. 61 ist der Zeitschrift „Der Radio-Amateur", Heft 14, Jahrgang 1924, entnommen.

stromstärken. Jede Zelle hat eine von der Plattengröße und Anzahl abhängige maximale Grenze der Entladestromstärke, die nach Möglichkeit nicht überschritten werden soll. Ganz abgesehen von der Schädlichkeit der Überlastung hat sie noch den aus der Kurve ersichtlichen Nachteil der Unwirtschaftlichkeit. Wir könnten durch Parallelschalten von zwei dieser Zellen die Entnahmestromstärke von beispielsweise 0,5 Ampere auf beide Zellen verteilen, so daß jede mit 0,25 Ampere belastet würde. Dadurch könnten wir wirtschaftlicher arbeiten, da wir nunmehr die Batterie, wie uns die Entladekurve zeigt, bei konstant bleibender Spannung etwa die drei- bis vierfache Zeit benutzen könnten. Dem gegenüber stehen die einmaligen Anschaffungskosten für die zweite Zelle.

Etwas anders sehen die Entladekurven einer Anodenbatterie aus. Abb. 62[1]) zeigt eine solche Kurve von einer Anodenbatterie

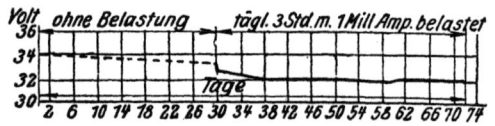

Abb. 62. Entladekurve einer Anodenbatterie.

mit 22 Zellen. Diese Batterie mit einer Anfangsspannung von 34 Volt wurde 30 Tage sich selber überlassen. In dieser Zeit sank die Spannung auf 33,3 Volt. Bei darauf folgender täglicher Belastung von 1 Milliampere fiel die Spannung nach etwa 42 tägigem Gebrauch auf 32 Volt, blieb also praktisch konstant.

Untersuchungsergebnisse in dieser Form sind sowohl für den Fabrikanten wie auch für den Benutzer dieser Zellen äußerst wertvoll. Dem Radioamateur können diese Entladekurven als Behandlungsvorschriften in graphischer Form dienen.

Für die richtige Wahl des Heizwiderstandes für Elektronenröhren — um zu einem anderen Anwendungsbeispiel überzugehen — eignet sich vortrefflich die graphische Darstellung, die in Heft 5, Jahrgang, 25 der Zeitschrift „Der Radio-Amateur", Verlag Julius Springer, Berlin, wiedergegeben ist.

Sie soll hier als weiteres Anwendungsbeispiel für die Praxis der Radiotechnik eingefügt und kurz erläutert werden.

---

[1]) Abb. 62 ist dem Aufsatz „Die Anodenbatterie", Heft 12, Jahrgang 1924, der Zeitschrift „Der Radio-Amateur", Verlag Julius Springer, entnommen.

Die Kurven (s. Abb. 63) sind gemäß dem Ohmschen Gesetz $e = i \cdot w$ bei $i =$ konstant gerade, durch den Nullpunkt gehende Linien. Da jeder Elektronenröhre eine günstigste, maximale Heizstromstärke i entspricht (bedingt durch Fadenmaterial und Abmessungen), ergeben sich für Lampen mit verschiedenen Fadenwiderständen verschieden steile gerade Linien (Konstantenveränderung in der Gleichung $e = i \cdot w$). Aus den Kurven (s. Abb. 63) ist für jede Lampensorte für beliebige Spannungen der Heizwiderstand (unter Abzug des Fadenwiderstandes) zu bestimmen.

Wir haben in dem vorigen Beispiel und auch schon im ersten Teil dieses Buches gesehen, daß sich die Begriffe Stromstärke, Spannung und Widerstand in ihrer gegenseitigen Abhängigkeit dem Ohmschen Gesetz

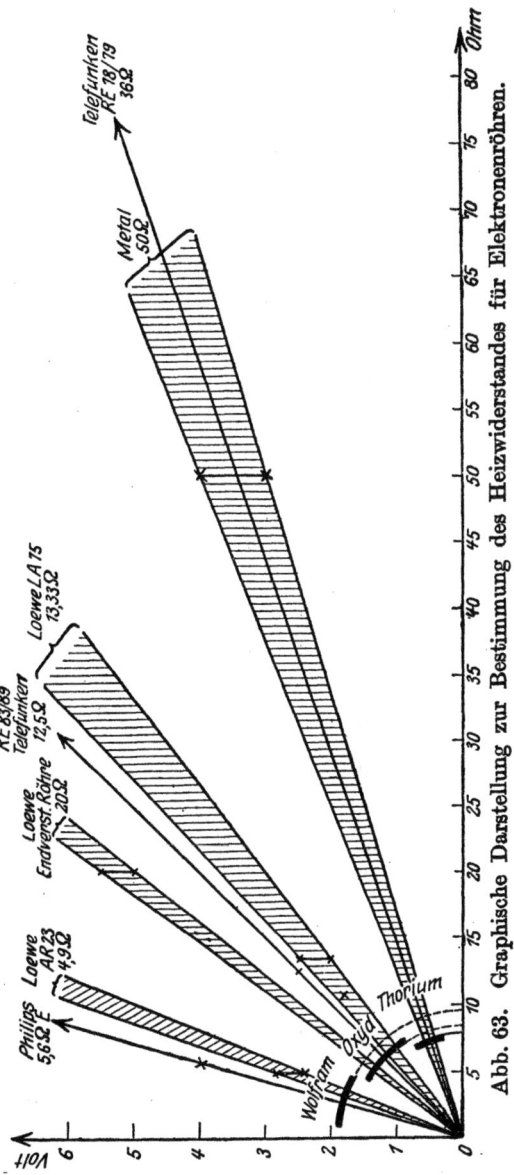

Abb. 63. Graphische Darstellung zur Bestimmung des Heizwiderstandes für Elektronenröhren.

unterwerfen und haben dieses Gesetz durch den Kurvenverlauf unserer graphischen Darstellungen bestätigt gefunden.

Es versagt jedoch bei den Silitstäben, die wir als hochohmige Widerstände in unseren Empfangsschaltungen benutzen.

Messen wir in einem Stromkreis, in den ein unveränderlicher Silitstab als Widerstand liegt, Spannung e und Stromstärke i und berechnen hieraus den Widerstand ($w = e/i$), so müßten wir nach dem Ohmschen Gesetz für jeden beliebigen Spannungswert einen konstant bleibenden Widerstandswert erhalten. Denn bei einer Spannungsvergrößerung um das Doppelte müßten wir nach dem Proportionalitätsgesetz eine um das Doppelte größere Stromstärke ablesen. Das Verhältnis e/i (und damit der w - Wert) müßte dasselbe bleiben. Das ist jedoch bei dem Silitstab nicht der

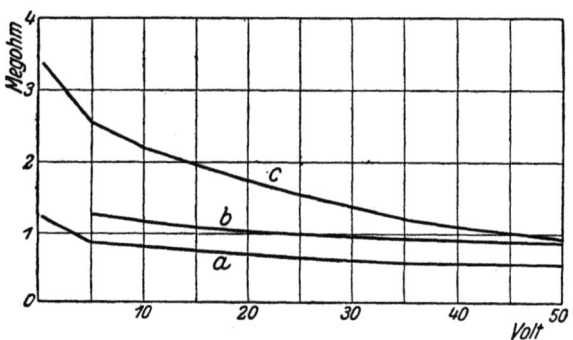

Abb. 64. Widerstandskurven für Silitstäbe.

Fall. Tragen wir auf der Abszissenachse eines Koordinatensystems die Spannungswerte, auf der Ordinatenachse die aus i und e errechneten Widerstandswerte auf, so erhalten wir statt der erwarteten Parallelen zur x-Achse (gleichbleibende Widerstandswerte) eine nach rechts abfallende Kurve. In Abb. 64[1]) ist diese Kurve zur Darstellung gebracht. Aus diesem Bilde ist zu ersehen, daß es durchaus nicht gleichgültig ist, bei welcher Spannung der Widerstandswert des Silitstabes bestimmt wird. Am günstigsten liegen die Verhältnisse bei den Kurven a und b, wo sich der Widerstand am wenigsten mit der angelegten Spannung ändert. Die ganze Erscheinung der Widerstandsänderung bei sich ändernder Spannung ist durch das Auftreten einer elektromotorischen

---

[1]) Abb. 64 und 65 sind dem Artikel „Hochohmige Widerstände" in Heft 3, Jahrgang 1925, der Zeitschrift „Der Radio-Amateur", Verlag Julius Springer, entnommen.

Kraft, die der angelegten, stromliefernden entgegenwirkt, zu erklären (Polarisation).

Eine weitere wichtige — mitunter recht unliebsame — Erscheinung ist die Abhängigkeit der Silitwiderstandsgröße von der Temperatur. Die Materialien, die für die Fabrikation von hochohmigen Widerständen in Frage kommen (Silit, Graphit und dgl.), haben einen außergewöhnlich hohen negativen Temperaturkoeffizienten (a), d. h. der Widerstand nimmt mit zunehmender Temperatur stark ab (bis zu einem Minimum). In der Abb. 65 ist dieser Temperaturkoeffizient a in Abhängigkeit von der Temperatur aufgetragen. Hier ist zweifellos dem Fabrikat a der Vorzug

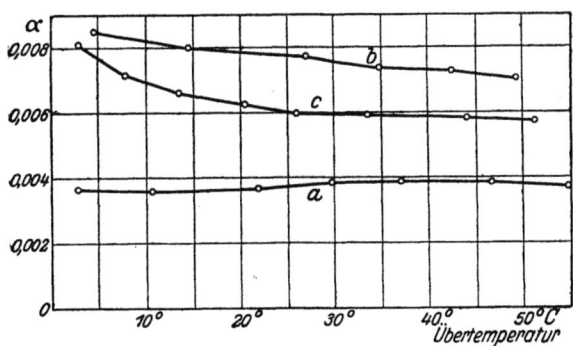

Abb. 65. Negativer Temperaturkoeffizient verschiedener hochohmiger Widerstände.

zu geben, da bei a der Temperaturkoeffizient am kleinsten ist und nahezu konstant bleibt. Diese Konstanz bedeutet aber lineares (geradliniges) Abnehmen des Widerstandes mit wachsender Temperatur.

Das Ohmsche Gesetz, das uns in dem letzten Beispiel und auch bei der Aufnahme der Kristalldetektorcharakteristik im Stich gelassen hat, versagt auch in einem Falle, den wir als letztes Anwendungsbeispiel für die graphische Darstellung hier anführen wollen.

Das Ohmsche Gesetz im graphischen Bilde zeigt, wie wir früher schon erwähnten, eine gerade, nach rechts ansteigende Linie, die durch den Nullpunkt geht (s. Abb. 9, S. 14). In dieser Darstellung ist die Stromstärke über der Spannung aufgetragen ($i = f(e)$); dasselbe Bild würde sich bei der Darstellung $e = f(i)$ ergeben.

Diese nach rechts ansteigende gerade Linie ist die (steigende) Charakteristik eines normalen (positiven) Widerstandes. Im Gegensatz dazu gibt es in der Darstellung desselben Abhängigkeitsverhältnisses nach rechts fallende Linien, was einem völligen Versagen des Ohmschen Gesetzes gleichkommt. Diese Erscheinung haben wir beim Lichtbogen. Der Lichtbogen hat eine fallende Volt-Ampere-Charakteristik (s. Abb. 66). Aus dieser graphischen Darstellung ergibt sich, daß, wenn wir die Stromstärke i wachsen lassen, die Spannung abnimmt, ebenso muß mit wachsendem i der Widerstand des Lichtbogens abnehmen. Diese Eigenschaft befähigt den Lichtbogen in hohem Maße zur Schwingungserzeugung. In der Radiotechnik findet er als Hochfrequenzstromquelle Verwendung (Lichtbogengenerator von Poulsen). Näheres darüber findet sich in dem Buche „Radiotelegraphisches Praktikum" von Rein-Wirtz, Verlag von Julius Springer, Berlin.

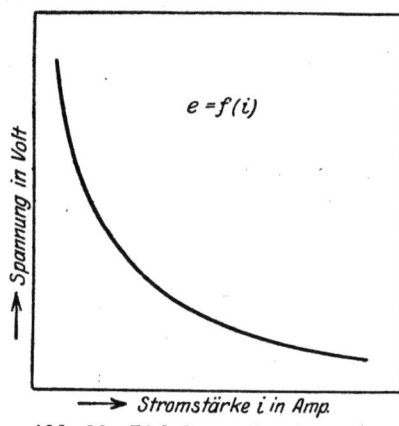

Abb. 66. Lichtbogencharakteristik.

Anhang.

Erläuterungen technischer, physikalischer und mathematischer Begriffe.

abstrakt, etwas, was bloß gedacht ist; begrifflich, unwirklich.

Abszissenachse, horizontale (Grund-) Linie im Achsenkreuz der unabhängigen Veränderlichen, auch x-Achse genannt. Abszisse, Abstand eines Punktes P von der senkrechten Koordinatenachse.

Amplitude, Schwingungsweite, Scheitelwert, größter Wert einer Schwingungserscheinung.

Ampere, praktische Einheit der Stromstärke.

Anode, Elektrode in der Elektronenröhre, Eintrittsstelle für den (Anoden-) Strom.

Charakteristik, graphische Darstellung, die kennzeichnende Eigenschaften einer physikalischen Apparatur (Elektronenröhre, Detektor usw.) veranschaulicht.

Anhang. 73

Detektor, wörtlich „Entdecker", dient in der Radiotechnik zur Gleichrichtung (Hörbarmachung) von Hochfrequenzströmen.
Dimension, Ausmessung, Ausdehnung, Größe; anwendbar nicht nur für räumliche, sondern auch elektrische Begriffe.
Emission, Ausstrahlung; Elektronenemission.
emittieren, ausstrahlen, auswerfen.
empirisch, auf Erfahrung beruhend, erfahrungsgemäß.
Extrapolation, graphische, zwanglose Verlängerung einer Kurve zur Schaffung außerhalb liegender Werte.
Frequenz, Anzahl von (elektrischen) Schwingungen pro Sekunde.
Funktion, Abhängigkeitsverhältnis zweier veränderlicher Größen.
$y = f(x)$ („y gleich Funktion von x") heißt: die veränderliche Größe y ändert sich nach einem bestimmten Gesetz (Funktionsgesetz), wenn x beliebig verändert wird. y ist eine Funktion von x.
Hypothese, Annahme, vorläufige Erklärung einer Tatsache.
Interferenz, Schwebungserscheinung, entsteht durch gegenseitige Beeinflussung zweier Schwingungen mit verschiedener Schwingungszahl.
Interpolation, graphische, Schaffung von Zwischenwerten durch die Verbindung von Koordinatenpunkten durch eine stetige, ungezwungene Kurve.
Kapazität, Aufnahmefähigkeit eines elektrischen Leiters. Kapazität $C =$ Elektrizitätsmenge/Spannung. Einheit für die Kapazität ist das Farad. 1 Farad $= 10^6 \mu F$ (Mikrofarad); $1 \mu F = 9 \cdot 10^5$ cm.
konstant, unveränderlich; konstant heißt eine Größe, wenn sie im Verlauf derselben Untersuchung denselben Wert beibehält.
Koordinate, wörtlich „Nebengeordnete". Die Koordinaten eines Punktes sind seine Lagenbestimmungsstücke, Abszisse und Ordinate, im Koordinatensystem.
linear, geradlinig. Eine lineare Funktion ergibt in ihrer graphischen Darstellung eine gerade Linie.
Logarithmenpapier, Netzpapier, Koordinatenpapier mit logarithmischer Ordinaten- oder Abszissenteilung für Darstellungszwecke.
Modulation, Beeinflussung von hochfrequenten Schwingungen durch Sprache oder Musik.
Ohm, praktische Einheit des elektrischen Widerstandes.
Ordinatenachse, auch y-Achse genannt, vertikale Achsenkreuzlinie im Koordinatensystem, Träger der abhängigen veränderlichen Größe.
Ordinate, Abstand eines Punktes P von der wagerechten Koordinatenachse.
Periode, Zeitdauer einer vollen Schwingung.
Phase, zeitlicher Abstand des Augenblickswertes eines Wechselstromes (oder Wechselspannung) von einem beliebigen Zeitpunkt. Phasenverschiebung, Abstand der Amplitudenwerte zweier Schwingungen.
Primärkreis, erregender Kreis bei zwei gekoppelten Schwingungskreisen.
Projektion, Schattenbild einer Linie, Fläche oder eines Körpers auf einer Ebene.
projizieren, Übertragung einer Linie, Fläche oder eines Körpers in eine Ebene durch parallele Umrißstrahlen.

proportional, verhältnisgleich.

Resonanz, Übereinstimmung der Schwingungszahl zweier gekoppelten Schwingungssysteme.

Sekundärkreis, von dem Primärkreis unmittelbar erregter Schwingungskreis, bei zwei oder mehr gekoppelten Schwingungssystemen.

Selektivität, Empfindlichkeit (Feinheit) der Abstimmung bei Empfängern.

Stetigkeit, lückenloser, ununterbrochener Zusammenhang (einer Kurve).

Theorie, eine abgeschlossene wissenschaftliche Erklärung vereinzelter Tatsachengruppen.

Vakuum, luftleerer Raum (Elektronenröhre).

variabel, veränderlich; variabel heißt eine Größe, wenn sie im Verlauf derselben Untersuchung nach und nach verschiedene Werte annimmt.

Vektor, Strecke, die eine bestimmte Richtung und eine bestimmte Größe hat.

Kurvengestalt und Funktionsbegriff. Ermittlung von empirischen Gesetzen[1]).

Vielfach besteht die Möglichkeit, aus der Kurvengestaltung das Gesetz zu bestimmen, das die beiden veränderlichen Größen eines physikalischen Vorgangs miteinander verknüpft. Zu diesem Zwecke sollen hier für die einfachsten Funktionsverhältnisse Gleichungen und Kurven in ihrer Zusammengehörigkeit angeführt und in kurzer mathematischer Form erläutert werden. Auch für komplizierte Verhältnisse — also in Fällen, wo die verbindende Gleichung komplizierte Formen annimmt — soll am Schluß der Weg zur Ermittlung von empirischen Gesetzen durch graphisches Verfahren angedeutet werden.

Zum Verständnis der folgenden Gleichungen wird vorausgeschickt, daß die Buchstaben $a, b, c, \ldots$ als konstante (unveränderliche) Größen, die Buchstaben x und y als die veränderlichen Größen gelten; hierbei ist x die unabhängig veränderliche, y die abhängig veränderliche Größe.

Am einfachsten liegen die Verhältnisse bei der **geraden Linie** als graphische Kurve.

---

[1]) Die hier folgenden mathematischen Ausführungen über die Funktionen und ihren Zusammenhang mit der graphischen Darstellung sowie über das graphische Verfahren zur Ermittlung von empirischen Gesetzen sind als Wegweiser für den Radioamateur bestimmt, der sich näher mit dem behandelten Thema zu befassen gedenkt. Die Ausführungen stehen in keinem unmittelbaren Zusammenhang mit dem Hauptteil dieses Buches.

Kurvengestalt und Funktionsbegriff. 75

Fall 1: Gerade geht durch den auf der y-Achse liegenden Punkt P (s. Abb. 67).

Gleichung: $y = a \cdot x + b$ ... Richtungsform.

(b entspricht dem Abstand OP; a dem Tangens des Winkels α.)
Beispiel: Theoretische Eichkurve für einen Drehkondensator $C = f(\varphi)$.

Fall 2 (Sonderfall von Fall 1): Gerade geht durch den Nullpunkt O (s. Abb. 68).

Gleichung: $y = a \cdot x$

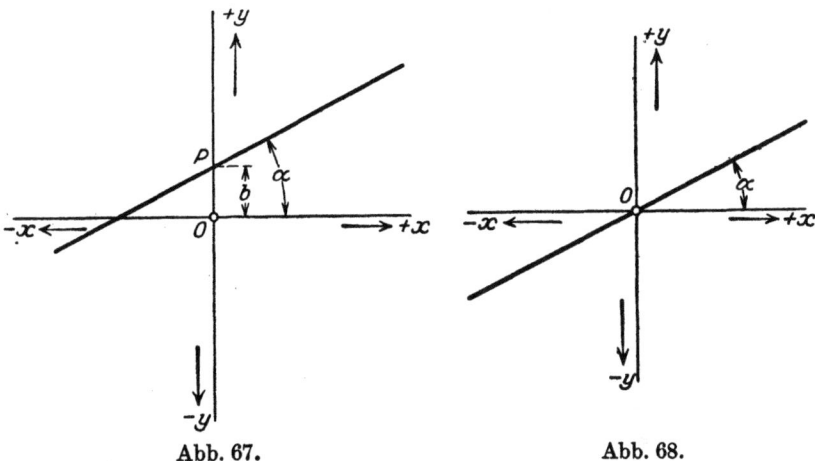

Abb. 67.   Abb. 68.

(b wird zu Null; a deutet wie vorher den Grad der Neigung an, je größer a, desto steiler die Gerade.)

Beispiel: Ohmsches Gesetz,

$$i = e/w = \frac{1}{w} \cdot e.$$

Hier entsprechen y der Veränderlichen i, x der Veränderlichen e und a dem konstanten Wert $1/w$.

Die Fälle 1 und 2 dienen im wesentlichen der Bestimmung der Richtung der Geraden. Die für beide gültige Form ist $y = a \cdot x + b$ (Richtungsform). Läßt sich die Gleichung einer Geraden auf diese Form bringen, so sind daraus Neigung und Abstand b ohne weiteres abzulesen.

Fall 3: „Abschnittsform" der linearen Gleichung.

Gleichung: $\dfrac{x}{a} + \dfrac{y}{b} = 1$

(a entspricht dem Abschnitt OP_1, b dem Abschnitt OP_2 (s. Abb. 69).

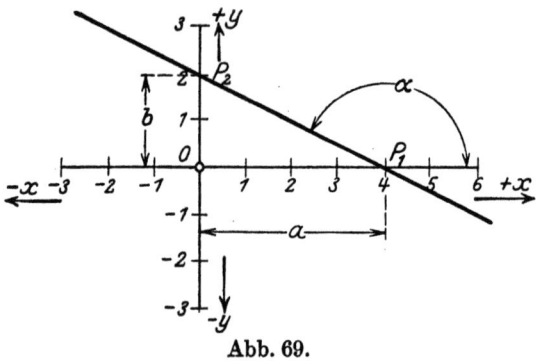

Abb. 69.

Beispiel: Gleichung einer Geraden liegt vor: $x + 2y - 4 = 0$
Diese Gleichung ist — falls die Abschnitte a und b bestimmt werden sollen — in die Abschnittsform zu verwandeln.

$$x + 2y - 4 = 0,$$
$$x + 2y = 4,$$
$$\frac{x}{4} + \frac{y}{2} = 1$$
$$a = 4,$$
$$b = 2. \text{ (s. Übereinstimmung mit Abb. 69).}$$

Aufgabe: Ermittlung der Gleichung einer vorliegenden Geraden aus zwei beliebigen Punkten P_1 und P_2 mit den Koordinaten x_1 und y_1 für P_1, x_2 und y_2 für P_2. Durch Messungen werden x_1, x_2, y_1 und y_2 gefunden:

$$x_1 = 1, \; x_2 = 6, \; y_1 = 2, \; y_2 = 4.$$

Als Gleichung gilt:

$$\frac{y - y_1}{x - x_1} = \frac{y_2 - y_1}{x_2 - x_1};$$

mit den entsprechenden Größen erhält man:

$$\frac{y - 2}{x - 1} + \frac{4 - 2}{6 - 1},$$

oder umgewandelt

$$y = 0{,}4 \cdot x + 1{,}6 \text{ (Richtungsform)}.$$

Hieraus und aus der Abschnittsgleichung erhält man:
$tg\,\alpha = 0,4;\ \alpha = 22°$
$b = 1,6,$
$a = -4$ (s. Abb. 70).

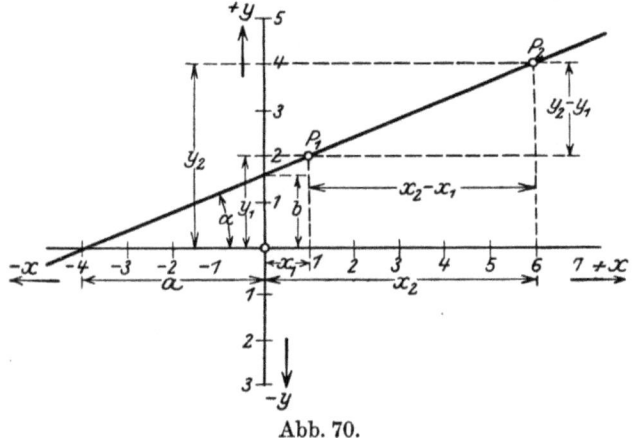

Abb. 70.

Aufgabe: Ermittlung der Gleichung einer vorliegenden Geraden, wenn ein Punkt P_1 durch seine Koordinaten $x_1 = 5$, $y_1 = 1$ und der Neigungswinkel $\alpha = 42°$ gegeben sind (s. Abb. 71). Als Gleichung gilt:

$$\frac{y - y_1}{x - x_1} = tg\,\alpha.$$

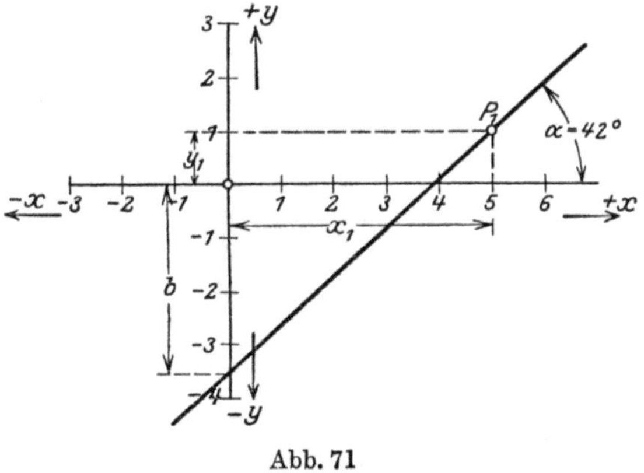

Abb. 71

Werden die Werte eingesetzt ($tg\ 42^0 = 0,9$), so ergibt sich:
$$\frac{y-1}{x-5} = 0,9,$$
$$y - 1 = 0,9\ (x - 5),$$
$$y - 1 = 0,9\ x - 4,5,$$
$$y\quad = 0,9\ x - 4,5 + 1,$$
$$y\quad = 0,9\ x - 3,5.$$

Gleichung hat die Richtungsform $y = a\ x + b$, worin also
$$a = 0,9\ (a = 42^0,\ \text{s. oben})$$
$$b = -3,5\ (\text{s. Abb. 71}).$$

Der Abschnitt b ist hier negativ, er liegt also unterhalb der x-Achse auf der Ordinatenachse.

Wesentlich komplizierter sind die Verhältnisse bei der gekrümmten Linie, deren Gleichung von recht verwickelter Gestalt sein kann. Einige einfache gekrümmte Kurven, die einem quadratischen Ausdruck oder ähnlichen einfachen Gesetzen folgen, sollen hier in kurzer mathematischer Form an Hand von Beispielen erläutert werden.

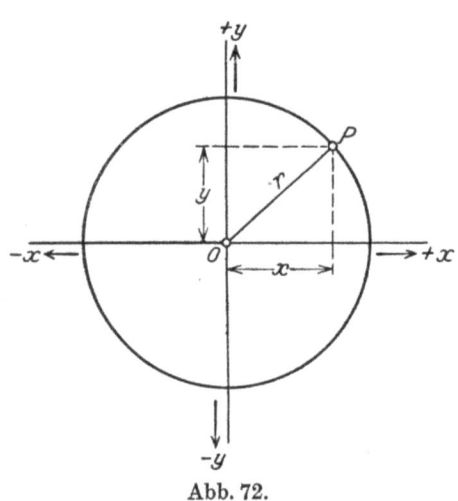

Abb. 72.

Beispiel 1: Kreislinie mit dem Koordinatennullpunkt O als Kreismittelpunkt (s. Abb. 72).

Gleichung: Die Gleichung für die Kreislinie ist mit Hilfe des pythagoreischen Lehrsatzes abzuleiten:
$$\overline{OP}^2 = r^2 = x^2 + y^2,$$
$$y^2 = r^2 - x^2$$
$$y = \pm\sqrt{r^2 - x^2}$$

Beispiel 2: $y = \pm\ a\ \sqrt{x}$; diese Gleichung ist als graphische Darstellung eine Parabel (s. Abb. 73).

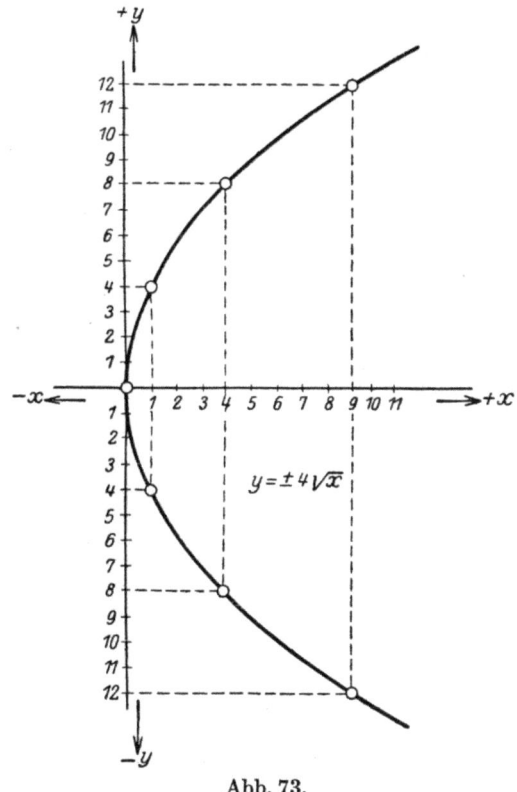

Abb. 73.

Gleichung der Parabel: $y^2 = 2p \cdot x$,

worin p eine Parabelkonstante bedeutet.
Diese Funktion in entwickelter Form lautet:

$$y = \pm \sqrt{2px},$$
$$y = \pm \sqrt{2p} \cdot \sqrt{x} = \pm \text{ const. } \sqrt{x} \text{ (s. obige Gleichung)}.$$

Von weiteren Kurvenfunktionen sollen hier noch angedeutet werden:

$$y = x^2, \qquad y = \cos x,$$
$$y = a^x, \qquad y = \log x,$$
$$y = a^x + b \cos x - c x^m.$$

Es soll hier zum Schluß kurz das Verfahren erläutert werden, das zur Ermittlung von empirischen Gesetzen aus vorliegenden Kurven dient[1]).

Im allgemeinen kann man ein stetig verlaufendes Kurvenstück durch die Normalform

$$y = a + bx + cx^2 + dx^3 + ex^4 + \ldots$$

in eine Gleichung zwingen.

Man bestimmt z. B. bei einer zu untersuchenden Kurve die Koordinaten von drei (oder mehr) auf ihr liegenden Punkten P_1, P_2 und P_3 ..... (x_1, y_1, x_2, y_2 und x_3, y_3 .....) und stellt mit diesen Werten drei (oder entsprechend mehr) Gleichungen nach obiger Normalform auf. Aus den Gleichungen kann man die Konstanten a, b, c ..... und damit die Kurvengleichung bestimmen.

Ein Beispiel möge das erläutern[2]).

Für eine Kurve von der in Abb. 74 dargestellten Form soll die Gleichung bestimmt werden. Von drei beliebigen Punkten P_1, P_2 und P_3 werden die Koordinaten bestimmt:

$x_1 = 0$, $y_1 = 0,6$ für P_1,
$x_2 = 1$, $y_2 = 4,6$ für P_2 und
$x_3 = 3$, $y_3 = 29,4$ für P_3.

Man bildet aus diesen Koordinatenwerten die drei Gleichungen:

$0,6 = a$,
$4,6 = a + b + c$,
$29,4 = a + 3b + 9c$,

aus denen man die drei Konstanten

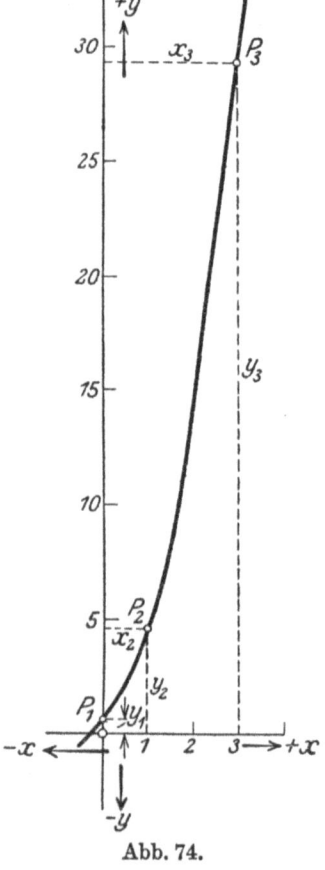

Abb. 74.

---

[1]) In Anlehnung an Dr.-Ing. A. Hund: Hochfrequenzmeßtechnik, Berlin: Julius Springer 1922.
[2]) Das Beispiel ist dem erwähnten Buche, Hund: Hochfrequenzmeßtechnik entnommen.

a, b und c errechnen kann. Man erhält:
$$a = 0{,}6,$$
$$b = 1{,}2,$$
$$c = 2{,}8,$$
so daß die Gleichung für die Kurve lautet:
$$y = 0{,}6 + 1{,}2\,x + 2{,}8\,x^2.$$

Aus dieser Gleichung kann man nun ohne weiteres für jeden beliebigen x-Wert den zugehörigen y-Wert errechnen.

Bei der Bestimmung derartiger Gleichungen ist es immer angebracht, auch höhere Grade von x zu berücksichtigen, um deren Einfluß auf die Gleichung zu ermitteln. Man muß zu diesem Zwecke eine der Exponentenzahl von x entsprechende, höhere Anzahl von Punkten durch die graphische Bestimmung ihrer Koordinaten aufnehmen. Das komplizierte Auswerten der vielen Gleichungen erleichtert man sich durch ein besonderes Rechnungsverfahren, durch die Anwendung der „Determinanten". Auf dieses Verfahren kann hier nicht näher eingegangen werden, da es im Zusammenhang mit dem hier behandelten Thema eine nur nebengeordnete Rolle spielt.

Verlag von Julius Springer in Berlin W 9

Bibliothek des Radio-Amateurs. Herausgegeben von Dr. Eugen Nesper.

1. Band: **Meßtechnik für Radio-Amateure.** Von Dr. Eugen Nesper. Dritte Auflage. Mit 48 Textabbildungen. (56 S.) 1925.
 0.90 Goldmark
2. Band: **Die physikalischen Grundlagen der Radiotechnik.** Von Dr. **Wilhelm Spreen.** Dritte, verbesserte und vermehrte Auflage. Mit 127 Textabbildungen. (162 S.) 1925. 2.70 Goldmark
3. Band: **Schaltungsbuch für Radio-Amateure.** Von Karl Treyse. Neudruck der zweiten, vervollständigten Auflage. (19.—23. Tausend.) Mit 141 Textabbildungen. (60 S.) 1925. 1.20 Goldmark
4. Band: **Die Röhre und ihre Anwendung.** Von **Hellmuth C. Riepka,** zweiter Vorsitzender des Deutschen Radio-Clubs. Dritte Auflage. Erscheint Ende 1925.
5. Band: **Praktischer Rahmen-Empfang.** Von Ing. **Max Baumgart.** Zweite, vermehrte und verbesserte Auflage. Mit 51 Textabbildungen. (82 S.) 1925. 1.80 Goldmark
6. Band: **Stromquellen für den Röhrenempfang.** (Batterien und Akkumulatoren). Von Dr. **Wilhelm Spreen.** Mit 61 Textabbildungen. (76 S.) 1924. 1.50 Goldmark
7. Band: **Wie baue ich einen einfachen Detektor-Empfänger!** Von Dr. **Eugen Nesper.** Mit 30 Abbildungen im Text und auf einer Tafel. Zweite Auflage. (60 S.) 1925. 1.35 Goldmark
8. Band: **Nomographische Tafeln** für den Gebrauch in der Radiotechnik. Von Dr. **Ludwig Bergmann.** Mit 53 Textabbildungen und zwei Tafeln. Zweite Auflage. Erscheint im Herbst 1925.
9. Band: **Der Neutrodyne-Empfänger.** Von Dr. **Rosa Horsky.** Mit 57 Textabbildungen. (49 S.) 1925. 1.50 Goldmark
10. Band: **Wie lernt man morsen?** Von Studienrat **Julius Albrecht.** Mit 7 Textabbildungen. Zweite Auflage. (44 S.) 1925.
 1.35 Goldmark
11. Band: **Der Niederfrequenz-Verstärker.** Von Ing. **O. Kappelmayer.** Zweite, verbesserte Auflage. Mit 57 Textabbildungen. (112 S.) 1925.
 1.80 Goldmark
12. Band: **Formeln und Tabellen** aus dem Gebiete der Funktechnik. Von Dr. **Wilhelm Spreen.** Mit 34 Textabbildungen. (80 S.) 1925.
 1.65 Goldmark
13. Band: **Wie baue ich einen einfachen Röhrenempfänger?** Von **Karl Treyse.** Mit 28 Textabbildungen. (55 S.) 1925.
 1.35 Goldmark
15. Band: **Innen-Antenne und Rahmen-Antenne.** Von Dipl.-Ing. **Friedrich Dietsche.** Mit 25 Textabbildungen. (67 S.) 1925.
 1.35 Goldmark
16. Band: **Baumaterialien für Radio-Amateure.** Von **Felix Cremers.** Mit 10 Textabbildungen. (101 S.) 1925. 1.80 Goldmark

Verlag von Julius Springer in Berlin W 9

Bibliothek des Radio-Amateurs. Herausgegeben von Dr. **Eugen Nesper.**

17. Band: **Reflex-Empfänger.** Von Radio-Ingenieur **Paul Adorján.** Mit 60 Textabbildungen. (61 S.) 1925. 2.10 Goldmark
18. Band: **Fehlerbuch des Radioamateurs.** Von Ingenieur **Siegmund Strauß.** Mit 75 Textabbildungen. (86 S.) 1925. 2.10 Goldmark
19. Band: **Rufzeichen-Liste für Radio-Amateure.** Von **Erwin Meißner.** (140 S.) 1925. 3 Goldmark
20. Band: **Lautsprecher.** Von Dr. **Eugen Nesper.** Mit 159 Textabbildungen. (145 S.) 1925.
3.30 Goldmark; gebunden 4.20 Goldmark
21. Band: **Funktechnische Aufgaben und Zahlenbeispiele.** Von Dr.-Ing. **Karl Mühlbrett.** Mit 46 Textabbildungen. (97 S.) 1925. 2.10 Goldmark
23. Band: **Kettenleiter und Sperrkreise in Theorie und Praxis.** Von Elektro-Ingenieur **C. Eichelberger.** Mit 120 Textabbildungen und 1 Rechentafel. (99 S.) 1925. 3 Goldmark

In den nächsten Wochen werden erscheinen:

14. Band: **Die Telephoniesender.** Von Dr. **P. Lertes,** Frankfurt a. M.
22. **Ladevorrichtungen und Regenerier-Einrichtungen der Betriebsbatterie für den Röhrenempfang.** Von Dipl.-Ing. **Friedrich Dietsche.** Mit etwa 56 Textabbildungen. (Etwa 60 Seiten.)
24. Band: **Hochfrequenzverstärker.** Von Dipl.-Ing. Dr. phil. **Arthur Hamm.** Mit etwa 106 Textabbildungen.
25. Band: **Die Hoch-Antenne.** Von Dipl.-Ing. **Friedrich Dietsche.**
26. Band: **Reinartz-Schaltungen.** Von Ing. **Walther Sohst.**
27. Band: **Superheterodyne-Empfänger.** Von **E. F. Medinger.**

Der Radio-Amateur

(Radio-Telephonie)

Ein Lehr- und Hilfsbuch
für die Radio-Amateure aller Länder

Von

Dr. **Eugen Nesper**

Sechste, bedeutend vermehrte und verbesserte Auflage

Mit 955 Abbildungen. (886 S.) 1925

Gebunden 27 Goldmark

Verlag von Julius Springer in Berlin W 9

Lehrkurs für Radio-Amateure. Leichtverständliche Darstellung der drahtlosen Telegraphie und Telephonie unter besonderer Berücksichtigung der Röhrenempfänger. Von H. C. Riepka, Mitglied des Hauptprüfungsausschusses des Deutschen Radio-Clubs e. V., Berlin. Mit 151 Textabbildungen. (159 S.) 1925.   Gebunden 4.50 Goldmark

Radio-Technik für Amateure. Anleitungen und Anregungen für die Selbstherstellung von Radio-Apparaturen, ihren Einzelteilen und ihren Nebenapparaten. Von Dr. Ernst Kadisch. Mit 216 Textabbildungen. (216 S) 1925.   Gebunden 5.10 Goldmark

Grundversuche mit Detektor und Röhre. Von Dr. Adolf Semiller, Studienrat am Askanischen Gymnasium und Real-Gymnasium zu Berlin. Mit 28 Textabbildungen. (48 S.) 1925.   2.10 Goldmark

Englisch-Deutsches und Deutsch-Englisches Wörterbuch der Elektrischen Nachrichtentechnik. Von O. Sattelberg, im Telegraphentechnischen Reichsamt Berlin.
Erster Teil: **Englisch-Deutsch.** (292 S.) 1925.
                                        Gebunden 9 Goldmark
Zweiter Teil: **Deutsch-Englisch.**   Erscheint Ende 1925.

Radiotelegraphisches Praktikum. Von Dr.-Ing. H. Rein. Dritte, umgearbeitete und vermehrte Auflage. Von Prof. Dr. K. Wirtz, Darmstadt. Mit 432 Textabbildungen und 7 Tafeln. (577 S.) 1921. Berichtigter Neudruck. 1922.   Gebunden 20 Goldmark

Die Vakuum-Röhren und ihre Schaltungen für den Radio-Amateur. Von John Scott Taggart, Mitglied des Physikalischen Institutes London. Ins Deutsche übersetzt nach der vierten, durchgesehenen englischen Auflage von Dipl.-Ing. Dr. Eugen Nesper und Dr. Siegmund Loewe. Mit 136 Abbildungen im Text.
                                        Erscheint im November 1925.

Die Grundlagen der Hochfrequenztechnik. Eine Einführung in die Theorie. Von Dr.-Ing. Franz A. Ollendorff. Mit 379 Abbildungen und 4 Tafeln.   Erscheint im Ende 1925.

Verlag von Julius Springer und M. Krayn in Berlin W 9

Der Radio-Amateur. Zeitschrift für Freunde der drahtlosen Telephonie und Telegraphie. Organ des Deutschen Radio-Clubs. Unter ständiger Mitarbeit von Dr. Walther Burstyn-Berlin, Dr. Peter Lertes-Frankfurt a. Main, Dr. Siegmund Loewe-Berlin und Dr. Georg Seibt-Berlin u. a. m. Herausgegeben von Dr. E. Nesper-Berlin und Dr. P. Gehne-Berlin. Erscheint wöchentlich mit Wochenprogramm sämtlicher deutscher Rundfunksender. Monatlich 2.40 Goldmark zuzüglich Porto; Einzelheft 0.60 Goldmark.
(Die Auslieferung erfolgt vom Verlag Julius Springer in Berlin W 9)

Verlag von Julius Springer in Berlin W 9

Die Differentialgleichungen des Ingenieurs. Darstellung der für Ingenieure und Physiker wichtigsten gewöhnlichen und partiellen Differentialgleichungen einschließlich der Näherungsverfahren und mechanischen Hilfsmittel. Mit besonderen Abschnitten über Variationsrechnung und Integralgleichungen. Von Privatdozent Prof. Dr. **Wilhelm Hort,** Oberingenieur der AEG. Turbinenfabrik, Berlin. Zweite, umgearbeitete und vermehrte Auflage unter Mitwirkung von Dr. phil. W. Birnbaum und Dr.-Ing. K. Lachmann. Mit 308 Abbildungen im Text und auf 2 Tafeln. (712 S.) 1925.
Gebunden 25.50 Goldmark

Lehrbuch der Mathematik. Für mittlere technische Fachschulen der Maschinenindustrie. Von Oberlehrer Privatdozent Prof. Dr. **R. Neuendorff,** Kiel. Zweite, verbesserte Auflage. Mit 262 Textfiguren. (280 S.) 1919.
Gebunden 7.35 Goldmark

Analytische Geometrie für Studierende der Technik und zum Selbststudium. Von Prof. Dr. **Adolf Heß,** Winterthur. Mit 140 Abbildungen. (179 S.) 1925.
7.50 Goldmark

Lehrbuch der Nomographie auf abbildungsgeometrischer Grundlage. Von Studienrat **H. Schwerdt,** Berlin. Mit 137 Textabbildungen und 151 angewandten Aufgaben mit Lösungen. (275 S.) 1924.
Gebunden 12.90 Goldmark

Die Herstellung gezeichneter Rechentafeln. Ein Lehrbuch der Nomographie. Von Dr.-Ing. **Otto Lacmann.** Mit 68 Abbildungen im Text und auf 3 Tafeln. (108 S.) 1923.
4 Goldmark

Die Grundlagen der Nomographie. Von Ing. **B. M. Konorski.** Mit 72 Abbildungen im Text. (86 S.) 1923.
3 Goldmark

Fluchtlinientafeln zur Berechnung des cos φ. Von Dipl.-Ing. **W. Groezinger,** Gleiwitz. 1925.
1 Goldmark
bei Abnahme von 10 Expl. pro Expl. 0.90 Goldmark
bei 25 Expl. 0.80 Goldmark
bei 50 Expl. 0.70 Goldmark
bei 100 Expl. 0.60 Goldmark

Technische Schwingungslehre. Ein Handbuch für Ingenieure, Physiker und Mathematiker bei der Untersuchung der in der Technik angewendeten periodischen Vorgänge. Von Dipl.-Ing. Dr. **Wilhelm Hort,** Oberingenieur bei der Turbinenfabrik der AEG, Privatdozent an der Technischen Hochschule in Berlin. Zweite, völlig umgearbeitete Auflage. Mit 423 Textfiguren. (836 S.) 1922.
Gebunden 24 Goldmark

MIX
Papier aus verantwortungsvollen Quellen
Paper from responsible sources
FSC® C105338

If you have any concerns about our products,
you can contact us on
ProductSafety@springernature.com

In case Publisher is established outside the EU,
the EU authorized representative is:
**Springer Nature Customer Service Center GmbH
Europaplatz 3, 69115 Heidelberg, Germany**

Printed by Libri Plureos GmbH
in Hamburg, Germany